Guia de produtos cosméticos

Dados Internacionais de Catalogação na Publicação (CIP)
(Jeane Passos de Souza - CRB 8ª/6189)

Rebello, Tereza
Guia de produtos cosméticos / Tereza Rebello. – 12.ed.rev. ampl. – São Paulo: Editora Senac São Paulo, 2017

Glossário.
Bibliografia.
ISBN 978-65-5536-310-4 [Venda internacional]

1. Beleza corporal 2. Beleza – Cuidados 3. Cosméticos 4. Cosméticos – Indústria 5. Estética I. Título.

17-641s CDD-646-72
BISAC HEA047000

Índices para catálogo sistemático:
1. Cosmetologia : Tecnologia 646.72
2. Produtos cosméticos : Tecnologia 646.72

TEREZA REBELLO

Guia de produtos cosméticos

12ª edição revista e ampliada

Editora Senac São Paulo - São Paulo - 2017

ADMINISTRAÇÃO REGIONAL DO SENAC NO ESTADO DE SÃO PAULO

Presidente do Conselho Regional: Abram Szajman
Diretor do Departamento Regional: Luiz Francisco de A. Salgado
Superintendente Universitário e de Desenvolvimento: Luiz Carlos Dourado

EDITORA SENAC SÃO PAULO

Conselho Editorial: Luiz Francisco de A. Salgado
Luiz Carlos Dourado
Darcio Sayad Maia
Lucila Mara Sbrana Sciotti
Jeane Passos de Souza

Gerente/Publisher: Jeane Passos de Souza (jpassos@sp.senac.br)
Coordenação Editorial/Prospecção: Luís Américo Tousi Botelho (luis.tbotelho@sp.senac.br)
Dolores Crisci Manzano (dolores.cmanzano@sp.senac.br)
Administrativo: grupoedsadministrativo@sp.senac.br
Comercial: comercial@editorasenacsp.com.br

Edição de Texto: Luciana Lima
Preparação de Texto: Marina Ruivo, Olívia Martins
Coordenação de Revisão de Texto: Luiza Elena Luchini
Revisão de Texto: Asa Comunicação e Design, Fátima Couto, Gabriela L. Adami,
Heloisa Hernandez, Kimie Imai, Luciana Lima, Luiza Elena Luchini,
Janaina Lira, Sandra Brazil
Elaboração de Textos Institucionais: Luiz Carlos Cardoso
Editoração Eletrônica: Sandra Regina dos Santos Santana
Capa: Milton Costa

Editora Senac São Paulo
Rua 24 de Maio, 208 – 3º andar – Centro – CEP 01041-000
Caixa Postal 1120 – CEP 01032-970 – São Paulo – SP
Tel. (11) 2187-4450 – Fax (11) 2187-4486
E-mail: editora@sp.senac.br
Home page: http://www.livrariasenac.com.br

Sumário

Nota do editor 7
Introdução 9
Noções de química geral 15
Noções de química orgânica 27
Bioquímica 35
Classificação de produtos cosméticos 63
Como utilizar os produtos cosméticos 67
Máscaras faciais 73
Formulação de um produto cosmético 77
Fabricação e controle de qualidade de produtos cosméticos 81
Matérias-primas 87
Permeabilidade cutânea 101
Princípios ativos de uso cosmético 107
Tratamentos cosméticos 145
Envelhecimento cutâneo 179
Filtros solares 229
Cosmética para maquilagem 239
Cosméticos multifuncionais, nutricosméticos e veganos 249
Evolução cosmética e as novas tecnologias 255
Glossário 283
Anexo 297
Bibliografia 309
Índice geral 317

Nota do editor

Este guia escrito por Tereza Rebello foi organizado para trazer, de maneira rápida, organizada e simples, informações atualizadas sobre as matérias-primas utilizadas em produtos cosméticos indispensáveis aos tratamentos estéticos.

Voltado para o dia a dia dos profissionais da área, o material apresenta informações sobre química geral e orgânica que ajudam a compreender a elaboração e o uso desses produtos, além de trazer explicações sobre os procedimentos utilizados em sua fabricação.

No capítulo “Evolução cosmética e as novas tecnologias”, são destacadas ainda as pesquisas médicas que estão sendo estudadas e avaliadas para ser aplicadas à cosmetologia – por exemplo, pesquisas com células-tronco vegetais. O livro também menciona, por fim, as prospecções feitas pela Agência Brasileira de Desenvolvimento Industrial, que apontam tendências para a área até 2023.

Esta é mais uma obra do Senac São Paulo que busca atender a uma necessidade cada vez maior de obter informações constantemente atualizadas sobre estética e cosmetologia.

Introdução

Cosmetologia é a ciência que trata da preparação, estocagem e aplicação de produtos cosméticos, como também das regras que regem essas atividades – sejam elas de natureza física, química, biológica ou microbiológica.

Dr. Stephan Jellinek

Cosméticos, produtos de higiene e perfumes são preparações constituídas por substâncias naturais ou sintéticas, de uso externo nas diversas partes do corpo humano – pele, sistema capilar, unhas, lábios, órgãos genitais externos, dentes e membranas mucosas da cavidade oral –, com o objetivo exclusivo ou principal de limpá-las, perfumá-las, alterar sua aparência e/ou corrigir odores corporais e/ou protegê-las ou mantê-las em bom estado.

Agência Nacional de Vigilância Sanitária
(RDC nº 7 de 10/02/2015)

A legislação brasileira e a cosmética

A legislação brasileira que rege a preparação e a comercialização de produtos cosméticos abrange vários órgãos governamentais, como:

Ministério da Saúde (MS) – estabelece leis com o objetivo de regulamentar diversos segmentos ligados à saúde pública, incluindo a fabricação de produtos cosméticos, tais como:

- Lei nº 6.360/76, que sujeita às normas de vigilância sanitária, além de medicamentos, os produtos de higiene, os cosméticos e perfumes, tendo sido regulamentada pelo Decreto-lei nº 79.094/77, que foi alterado pelo Decreto nº 3.961, de 10/10/01; sendo este último revogado pelo Decreto nº 8077/2013.
- Lei nº 6.437, de 20/8/77, que configura infrações à legislação sanitária federal, estabelece as sanções respectivas e dá outras providências (algumas das penalidades citadas têm a redação/inclusão dada pela Lei nº 9.695/98);
- Lei nº 9.782/99, que cria a Agência Nacional de Vigilância Sanitária (Anvisa) e dá outras providências, como no inciso 10 do Artigo 7º, no qual estabelece sua responsabilidade em conceder e cancelar o Certificado de Boas Práticas de Fabricação (BPF). Alguns dispositivos dessa lei foram alterados pela Medida Provisória nº 2.190 de 23/8/01.

Algumas Portarias e Resoluções (Resoluções da Diretoria Colegiada – RDC) importantes:

- Portaria nº 348/97, revogada pela RDC nº 48 de 25/10/2013, que aprova o Regulamento Técnico de Boas Práticas de Fabricação para produtos de Higiene Pessoal, Cosméticos e Perfumes (HPCP);
- Portaria nº 485 de 7/7/04, que institui a Câmara Técnica de Cosméticos (Catec), cuja finalidade é prestar consultoria e assessorar a Gerência Geral de Cosmética (GGCOS) – Anvisa. Ex.: Parecer Técnico nº 1, de 9/6/05, que proíbe o uso de ácido azelaico em produtos cosméticos.
- RDC nº 7 de 10/2/2015, que dispõe sobre os requisitos técnicos para a regularização de produtos HPCP e dá outras providências, com a revogação das RDC nº 211/05, RDC nº 343/05 e

RDC nº 4 de 30/1/2014. No Artigo 11, os produtos devem atender ao disposto:

I – Lista de ação conservante – RDC nº 29 de 10/4/2012 e suas atualizações;

II – Lista de substâncias corantes permitidas – RDC nº 44 de 9/8/2012;

III – Lista de substâncias que os produtos HPCP não devem conter exceto nas condições e com restrições estabelecidas – RDC nº 3 de 18/1/2012;

IV – Lista de filtros solares – RDC nº 47 de 16/3/06;

V – Substâncias que não podem ser utilizadas em produtos HPCP – RDC nº 48 de 16/3/06.

É obrigatório que os produtos tenham em seu rótulo o número de registro (Res. ANVISA nº).

- RDC nº 481/99, que estabelece os limites microbianos considerados seguros para o produto e o consumidor.
- RDC nº 332, de 1º/12/2005, estabelece que as empresas fabricantes e/ou importadoras de produtos de higiene pessoal, cosméticos e perfumes, instaladas no território nacional, deverão implementar um sistema de cosmetovigilância a partir de 31/12/2005.

Ministério da Justiça (Secretaria Estadual da Defesa da Cidadania)

- Decreto nº 2.181 de 20/3/97, que dispõe sobre o Sistema Nacional de Defesa do Consumidor (SNDC), estabelece as normas gerais de aplicação das sanções administrativas previstas na Lei nº 8078/90 da Secretaria Nacional do Consumidor e os demais órgãos federais, estaduais e do Distrito Federal, municipais e as entidades civis de defesa do consumidor. No Capítulo IV – Seção I – da proteção à saúde e segurança, o Artigo 8º, parágrafo único, afirma "que o fabricante deve prestar informação sobre o produto através de impressos apropriados".

Embora não esteja detalhado no citado capítulo, normas estabelecidas pela Anvisa também alegam que o fabricante é obrigado a informar o consumidor, na embalagem do produto, sobre:

- a composição química – nomes químicos ou abreviações universais das substâncias que entram na formulação; quando mencionada a ação específica de uma dada substância (ativo), a quantidade deve constar na embalagem (% ou mg/g);
- a data de fabricação;
- o prazo de validade;
- o modo de uso e as precauções de uso (se houver necessidade).

Ministério do Desenvolvimento, Indústria e Comércio Exterior – tem no Instituto Nacional de Metrologia, Normalização e Qualidade (Inmetro) a autarquia que delega as atividades de verificação, fiscalização e certificação às entidades da Rede Brasileira de Metrologia Legal e Qualidade (RBMLQ), que são os Institutos de Pesos e Medidas (Ipem) dos estados brasileiros. Uma das exigências desse órgão é que se especifique a quantidade (massa ou volume) contida na embalagem de cada produto. Os constituintes que compõem a embalagem e seu formato podem também ser passíveis de controle (Portaria nº 69/2001).

Ministério do Meio Ambiente – atua por meio das autarquias estaduais, como o Centro Tecnológico de Saneamento Básico (Cetesb), no estado de São Paulo, que incorporou a Superintendência de Saneamento Ambiental (Susam), vinculada à Secretaria da Saúde; a Fundação do Meio Ambiente (Fatma), no estado de Santa Catarina; entre outras. Essas autarquias controlam a poluição do ar e das águas, sendo um desses controles o tratamento de efluentes despejados pelas indústrias, incluindo a de cosméticos.

Noções de química geral

Para compreender melhor a cosmética e todos os conceitos a ela relacionados é fundamental relembrar algumas noções de química geral.

- **Matéria** – é tudo que ocupa lugar no espaço e tem massa. Exemplos: água, madeira, petróleo, ar. É constituída por átomos.
- **Átomo** – é a menor parte da matéria; caracteriza um elemento químico. É também divisível em partículas.
- **Núcleo** – é a parte central do átomo, constituída por prótons (partículas com carga elétrica positiva) e nêutrons (partículas sem carga elétrica).
- **Eletrosfera, coroa ou orbital** – situa-se ao redor do núcleo em camadas conhecidas como camadas eletrônicas ou níveis energéticos. É constituída por elétrons (partículas com carga elétrica negativa).
- **Camada de valência** – é a camada eletrônica mais externa da eletrosfera e que efetivamente participa das reações químicas. Essa informação auxiliará adiante na compreensão dos radicais livres.
- **Número atômico** – é o número de prótons existentes no núcleo de um átomo.

- **Número de massa** ou **massa atômica** – é a soma do número de prótons e de nêutrons existentes no núcleo de um átomo. Exemplo: número de massa do sódio = 11 + 12 = 23.
- **Peso molecular (PM)** – é a soma das massas atômicas de todos os átomos que constituem uma molécula ou composto químico. Exemplos:
  - NaCl (cloreto de sódio = sal de cozinha): PM = 23 + 35,5 = = 58,5 u.m.a. (unidade de massa atômica, que corresponde a $1{,}66 \times 10^{-24}$ g);
  - albumina (proteína da clara do ovo; é uma das mais simples): PM = 45.000;
  - colágeno: PM aproximadamente igual a 360.000.

ATENÇÃO: É necessário observar que substâncias químicas de peso molecular elevado não penetram na pele.

- **Íon** – é o átomo eletricamente carregado. Isso significa que o número de elétrons (na eletrosfera) é maior ou menor que o número de prótons (no núcleo). Exemplos:
  - íon sódio (Na^+): 11 prótons e 10 elétrons → cátion (+); cedeu elétron;
  - íon cloro (Cl^-): 17 prótons e 18 elétrons → ânion (–); ganhou elétron.

Sempre que se forma um íon, diz-se que o átomo está ionizado.

- **Elemento químico** – é o conjunto formado por átomos que apresentam mesmo número atômico. Existem até o momento cerca de 110 elementos químicos, sendo 88 naturais e o restante obtido em laboratório. Exemplos: hidrogênio (H), oxigênio (O), sódio (Na), etc.

- **Molécula** – é a menor partícula de uma substância pura que conserva suas propriedades. Nas moléculas existe um certo número de átomos ligados entre si, que buscam estabilidade e equilíbrio. Exemplo:
  - a molécula de oxigênio é formada por dois átomos de oxigênio que, para manter sua estabilidade (oito elétrons na camada de valência), têm dois elétrons que coparticipam na mesma área orbital, totalizando os oito elétrons:

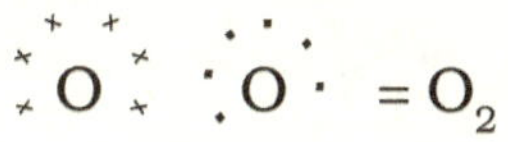

    $$\ddot{O} \; \dot{O} = O_2$$

    Essa estabilidade vai depender de fatores externos (radiação ultravioleta, fumo, etc.) e internos (falha imunológica). Se a molécula "quebrar", o que é chamado de homólise (quebra de moléculas formadas por átomos iguais), resultarão dois átomos de oxigênio altamente reativos.

  Podemos dizer que a homólise do oxigênio é o ponto de partida para o aparecimento dos radicais livres.

- **Reações de oxidação e redução** – por serem reações que tanto ocorrem em nosso organismo como em processos de obtenção de ativos, é importante ter algum conhecimento sobre este assunto.

  As reações de oxidação ocorrem quando um elemento ou composto químico:

  - reage com o oxigênio, isto é, ganha oxigênio em sua molécula. É o caso mais simples de oxidação. Exemplo: Ca + O = CaO (óxido e cálcio ou cal).

    O elemento ferro de um prego, por exemplo, quando exposto ao ar e à umidade, reage com o ar, resultando na ferrugem, que é o óxido ferroso.

- perde hidrogênio. Exemplo: gás metano + cloro = Monoclorometano.

```
      H                                   Cl
      |                                   |
  H - C - H  + Cloro (na presença de O)  H - C - H
      |                                   |
      H                                   H
```

Os principais oxidantes são: oxigênio, água oxigenada, peróxidos, persulfatos, perboratos, etc.

No organismo (mais precisamente na zona de queratinização do cabelo) ocorre uma reação de oxidação para a formação da cistina, com suas ligações de dissulfeto, através da reação entre duas moléculas de cisteína:

```
COOH                      COOH   COOH                      COOH
|                         |      |                         |
CH – CH2 – SH + HS – CH2 – CH + [O] = CH – CH2 – S – S – CH2 – CH + H2O
|                         |      |                         |
NH2                       NH2    NH2                       NH2

Cisteína                  Cisteína                         Cistina
```

Portanto, nesse caso houve perda de hidrogênio para a formação de cistina e da respectiva ponte de dissulfeto (– S – S –).

A reação de redução é o inverso da oxidação. Portanto, ela se dá quando um elemento ou composto químico perde oxigênio ou ganha hidrogênio. Resumindo: na redução ganham-se elétrons. Os principais redutores são: hidrogênio, sulfitos, ácido tioglicólico e seus sais, fosfitos, etc.

As reações de redução/oxidação (redox) são processos recíprocos, ou seja, em uma reação química, quando uma substância é reduzida é porque a outra se oxidou. Por exemplo, o nitrato de prata, quando reage com o formaldeído (redutor), dá como resultado a prata metálica (Ag+ foi reduzida a Ag e o aldeído foi oxidado a ácido fórmico) – esta reação se dá na presença de hidróxido de amônio (reação de Tollens).

Outro exemplo de redox relacionado com a cosmética é o que acontece com a vitamina C (ácido L-ascórbico), que é um redutor, protegendo outros compostos químicos do organismo da oxidação. Na redox, o ácido L-ascórbico se oxida, transformando-se em ácido dehidroascórbico.

Outros antioxidantes (redutores) muito utilizados em cosméticos são os compostos fenólicos. Isso pode ser ilustrado com o que acontece quando cortamos frutos como a maçã e a banana: após algum tempo, elas escurecem por causa da oxidação de compostos fenólicos existentes nos frutos. Essa oxidação se dá pelo oxigênio do ar na presença de enzimas do próprio fruto. Quando isso acontece, são produzidos compostos como as quinonas, que se unem (polimerizam) formando pigmentos melânicos, escurecendo a superfície exposta dos frutos cortados. Se adicionarmos algumas gotas de limão (que contêm vitamina C), as quinonas se oxidam a ácido deidroascórbico, cujo pH é abaixo de 4, o que reduz a velocidade da reação de escurecimento.

- **Substância pura** – é a matéria formada por moléculas ou aglomerados de íons iguais entre si. Pode ser:
  - simples – formada por um único elemento químico.

    Exemplo: gás nitrogênio (–Ⓝ Ⓝ = N_2);

- composta – formada por mais de um elemento químico. Exemplos: amônia (NH_3), gás carbônico (CO_2), glicose ($C_6H_{12}O_6$), etc.

Tem as seguintes características:

- propriedades físicas bem definidas. Por exemplo, a água, à temperatura de 25 °C, é um líquido incolor, inodoro, insípido e não inflamável;
- composição química constante. Por exemplo, num torrão de açúcar há um número enorme de moléculas de açúcar, mas qualquer porção de açúcar retirada de qualquer parte do torrão terá sempre a mesma composição química.

Entre as substâncias puras destacamos:

- ácido – é toda substância que, quando dissolvida em água, ioniza-se, fornecendo cátions somente como íons hidrogênio (H). Exemplo: ácido clorídrico + água resulta em cátion H e ânion cloro:

$$HCl + H_2O = H+ + Cl-$$

Os ácidos são caracterizados pelo pH. Eles podem ser divididos:

1. Quanto à estrutura química:
   a) *hidrácidos* – só apresentam hidrogênio na molécula. Exemplo: ácido clorídrico (HCl).

   b) *oxiácidos* – apresentam também oxigênio (O) na molécula. Exemplo: ácido sulfúrico (H_2SO_4).

   c) *peroxiácidos* – apresentam na molécula um grupo peróxi (-O-O-). Exemplo: ácido persulfúrico.

   Importante: Os peroxiácidos são oxidantes.

   d) *tioácidos* – quando um dos oxigênios é substituído por enxofre (S). Exemplo: ácido tioglicólico.

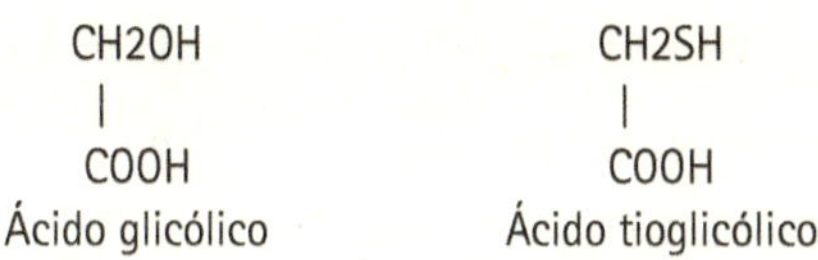

2. Quanto ao pH:

a) *ácidos fortes* – quando o pH é muito baixo (doam elétrons facilmente). Em geral são os inorgânicos, como os ácidos clorídrico, sulfúrico, etc.

b) *ácidos fracos* – quando o pH está abaixo do pH neutro. São, em geral, os ácidos orgânicos (ácidos acético, cítrico, etc.).

- bases (ou álcalis) – são substâncias que, quando dissolvidas em água, ionizam-se, fornecendo somente íons hidroxila (OH–). Exemplo: hidróxido de sódio + água resulta no cátion sódio e no ânion OH.

$$NaOH + H_2O = Na+ \ + \ 2\ OH-$$

Podem ser:

a) *bases fortes* – quando recebem elétrons facilmente. O pH é bem elevado. Exemplo: NaOH, KOH, etc.

b) *bases fracas* – em geral são compostos orgânicos. Exemplos: aminoalcoois como a monoetanolamina (MEA); a dietanolamina (DEA) e a trietanolamina (TEA). Esta última tem pH = 11,0 em uma solução a 25%.

Outro exemplo: guanidina.

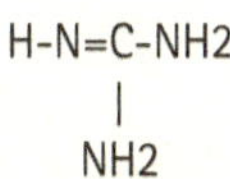

- **sais** – são substâncias resultantes da reação de um ácido com uma base. Exemplo: ácido clorídrico reage com o hidróxido de sódio, resultando no cloreto de sódio (sal) e água.

- **Mistura ou dispersão** – é a combinação de duas ou mais substâncias puras (simples e/ou compostas), mas que conservam suas individualidades. Nela sempre há uma substância que está dispersa (na forma de pequenas partículas) em outra substância. À primeira chamamos disperso e à outra, dispersante ou dispergente. Exemplos: a mistura do açúcar (disperso) com a água (dispersante); o ar, que é principalmente uma mistura de oxigênio e nitrogênio; o álcool 96 °GL, que é uma mistura de moléculas de etanol (dispersante) e de água (disperso).

  As misturas podem ser homogêneas (sistema unifásico) ou heterogêneas (sistema polifásico). As heterogêneas são constituídas por duas ou mais fases, ou seja, por porções homogêneas que compõem um material heterogêneo. Essas fases são separadas entre si por superfícies bem definidas (interfases). Um exemplo de mistura heterogênea é a água e o óleo, com uma fase superior (o óleo) e uma inferior (a água).

- **Misturas homogêneas ou soluções** – são formadas pela combinação de duas ou mais substâncias, não sendo possível distingui-las. Exemplo: água com açúcar. Neste caso, o disperso (açúcar) toma o nome de soluto, e o dispersante (água), de solvente.

  Podemos classificar as misturas homogêneas em:

  - soluções verdadeiras – o diâmetro das partículas dispersas é menor que 10 Å (Å = 1 Angstrom = 10^{-10} metros). Elas podem ser classificadas:

1. Conforme a natureza química do soluto:

a) *soluções moleculares* – o soluto é representado por moléculas que não conduzem corrente elétrica. Exemplo: solução aquosa de açúcar;

b) *soluções iônicas ou eletrolíticas* – as partículas dispersas são íons e, portanto, conduzem corrente elétrica. Exemplo: solução aquosa de cloreto de sódio, de sulfato de magnésio, etc. Neste caso, os íons já existem nos respectivos compostos sólidos e, ao se dissolverem na água, apenas se separam. É o que chamamos de dissociação iônica.

2. Conforme a quantidade de soluto disperso no solvente (solubilidade):

a) *soluções não saturadas* – também conhecidas como soluções diluídas. Exemplo: solução aquosa de cloreto de sódio a 0,90% (solução fisiológica);

b) *soluções saturadas* – aquelas cuja quantidade de soluto está dentro de sua capacidade de dissolução. Exemplo: 357 g de cloreto de sódio dissolvidos em 1 ℓ de água a 0 °C;

c) *soluções supersaturadas* – são soluções instáveis, contendo uma quantidade de soluto superior à necessária para a saturação. Exemplo: 358 g de cloreto de sódio dissolvidos em 1 ℓ de água a 0 °C.

- soluções coloidais (ou pseudossoluções) – apresentam partículas (micelas) dispersas no solvente. Seu diâmetro médio está entre 10 Å e 1.000 Å, e somente são visualizadas ao ultramicroscópio. Conforme a natureza química das partículas dispersas, podem ser:

a) *coloides moleculares* – as partículas são moléculas gigantes (macromoléculas). Exemplo: amido na água. Temos também casos de formação de micelas por aglomerados de átomos. Exemplo: enxofre coloidal;

b) *coloides iônicos* – as partículas são "íons gigantes" (compostos covalentes de natureza polar). Quando essas partículas são colocadas na água, ocorre uma reação entre elas e a água. Temos então soluções polares (+) e (–) dependendo do pH dessa solução. A esse fenômeno físico-químico chamamos ionização.

- soluções aquosas (coloides iônicos e soluções eletrolíticas) – podem ser ionizadas, pois apresentam polaridade.

Para entender a diferença entre substâncias polares e apolares é necessário imaginar um composto, como o da ilustração, em que B é mais eletronegativo que A.

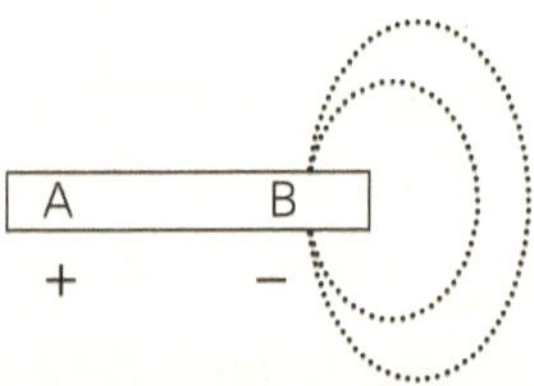

A nuvem eletrônica da ligação entre A e B está concentrada no lado B. Temos assim uma maior densidade eletrônica (polo negativo) em B. O polo positivo está em A. Tem-se na mesma molécula um dipolo elétrico. Portanto, uma molécula polar é eletricamente assimétrica, ou seja, existe uma menor uniformidade na distribuição das cargas elétricas ao longo da molécula. É ionizável. Exemplo: na água, a eletronegatividade do oxigênio (3,5) é maior que a do hidrogênio (2,1).

A molécula apolar é simétrica. Tem maior uniformidade das cargas elétricas ao longo da molécula. Não é ionizável.

ATENÇÃO: "Semelhante dissolve semelhante". Isso significa que as substâncias polares dissolvem substâncias polares. Portanto, soluções aquosas são ionizáveis; já os óleos em suas misturas não são ionizáveis.

- **Misturas heterogêneas** – são misturas de duas ou mais substâncias cujas partículas dispersas apresentam diâmetro superior a 1.000 Å, permitindo, assim, sua visualização a olho nu ou através de microscópio comum.

  Podem ser:

  - suspensões – temos um sólido disperso em um líquido. As partículas sólidas têm a tendência de sedimentar, são visíveis a olho nu ou ao microscópio comum. São facilmente filtráveis através de filtro comum. Exemplos: leite de colônia, leite de magnésia, etc. Alguns autores classificam os coloides como suspensões, sendo as partículas de natureza coloidal. Neste caso, a suspensão é relativamente estável, não havendo separação por sedimentação. Algumas dessas suspensões são líquidas (soluções) em temperaturas altas e semissólidas (géis) em temperaturas baixas;
  - emulsões – temos um líquido (fase aquosa) disperso em outro líquido (fase oleosa). Em outras palavras, é a mistura de dois líquidos não miscíveis. Tornam-se de aparência homogênea pela adição de substância(s) tensoativa(s) que vai(vão) *emulsionar* o sistema. Exemplo: o leite integral tem cerca de 4% de gordura envolvida por um meio aquoso (hidrofílico). Somente ao microscópio é possível ver um meio aquoso com algumas gotículas, geralmente esféricas, que correspondem à fração

gordurosa. A função cosmética das emulsões é levar à pele tanto a parte lipídica como a água, de forma útil e agradável. As emulsões classificam-se em:

a) *O/A (óleo em água)* – a quantidade de água dispersante é bem maior que a de óleo (disperso), que é então envolvido pela água ou fase aquosa. Exemplo: várias loções faciais que não deixam a pele muito brilhante. São utilizadas em todos os tipos de pele, especialmente nas eudérmicas;

b) *A/O (água em óleo)* – a fase externa (maior quantidade) é formada por óleo (ou fase oleosa), que envolve a fase interna (disperso), formada por gotículas de água. Exemplo: maionese. Esse tipo de emulsão é o mais indicado para peles alipídicas. Também é útil como demaquilante, principalmente para produtos à prova d'água, e como creme para massagear.

Existem alguns métodos para diferenciar uma emulsão O/A de uma A/O. Por exemplo, se uma pequena quantidade do produto for colocada em um papel absorvente e ali aparecer uma mancha oleosa que circunda o produto, teremos uma emulsão A/O.

Noções de química orgânica

O uso de matérias-primas orgânicas em formulações cosméticas abrange uma ampla variedade de benefícios: desde os mais simples umectantes aos complexos bioativos. Vê-se, assim, a importância do conhecimento básico de química orgânica para aplicá-lo, de maneira correta, nos produtos cosméticos.

A química orgânica é a parte da química que estuda os compostos de carbono (Gmelin, 1848).

As substâncias orgânicas estão presentes em nosso dia a dia. Por exemplo, o vinagre (ácido acético), o açúcar (sacarose), o álcool comum (álcool etílico), a gasolina, etc. Realmente, sem os compostos de carbono não seria possível a vida em nosso planeta.

Como a química orgânica estuda os compostos de carbono, é importante conhecermos algumas características desse elemento químico.

O carbono é tetravalente

O átomo de carbono precisa estabelecer quatro ligações para que permaneça estabilizado. Essas ligações podem ser com átomos do próprio carbono ou de outros elementos químicos.

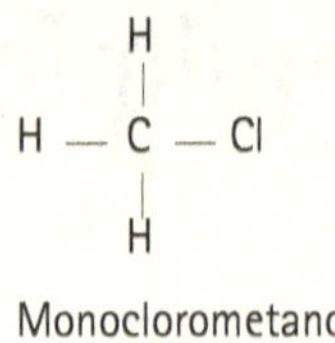

Monoclorometano

O carbono apresenta quatro valências iguais

Isso significa que as quatro valências têm a mesma força. Assim, no monoclorometano é indiferente a posição do elemento cloro (Cl). Em qualquer das posições sempre teremos a mesma substância, isto é, monoclorometano.

O carbono forma ligações múltiplas

O carbono pode formar ligações simples (saturadas), duplas e até mesmo triplas (insaturadas) com outro átomo:

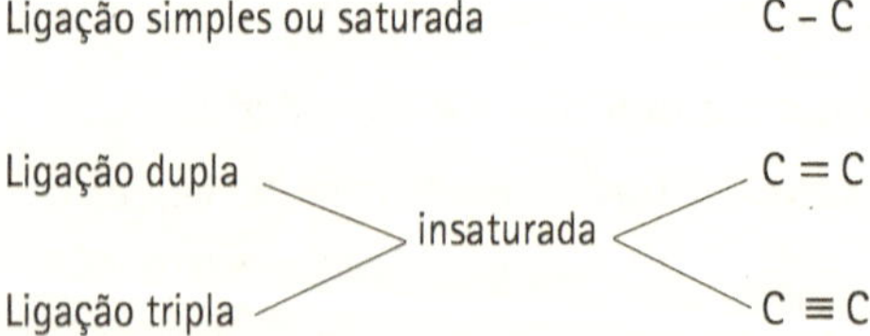

As ligações insaturadas são menos estáveis que as saturadas. Há, portanto, maior facilidade de reação com outras substâncias, por exemplo, com o oxigênio, dando então reações de oxidação. É o caso de reações de oxidação de ácidos graxos insaturados existentes em óleos e gorduras, responsáveis (entre outros efeitos) pelo odor de ranço desses materiais.

No organismo também ocorre esse tipo de reação com lipídios que constituem as membranas celulares, causando o que é conhecido como peroxidação lipídica. Nesse caso, o oxigênio ativo é resultante de reações que ocorrem no organismo e que liberam os radicais livres (RL).

O carbono liga-se a vários tipos de elementos químicos

O carbono liga-se tanto aos elementos eletropositivos (hidrogênio, por exemplo) quanto aos eletronegativos (nitrogênio, oxigênio). Daí a sua capacidade de formar inúmeros compostos, os mais variados. Exemplos:

```
   H   H
   |   |
H - C - C - H        H3C - O - CH3     H3C - CH - COOH
   |   |                                     |
   H   H                                    NH2

   Etano             Éter etílico          Alanina
```

O carbono forma cadeias

Os átomos de carbono podem ligar-se entre si formando cadeias:

- **Abertas** – compostos orgânicos acíclicos ou alifáticos. Exemplo:

```
   H   H
   |   |
H - C - C - OH       Álcool etílico
   |   |
   H   H
```

- **Fechadas** – compostos orgânicos cíclicos, que podem ser:
  - *aromáticos* – apresentam um ou mais ciclos, formados por átomos de *C* ligados, alternadamente, por simples e duplas ligações. Por exemplo:

```
                    H
                    |
                    C
               H  //  \  H
                \/     \/
                C       C
Benzeno         |       ||      ou
                C       C
               /  \\   /  \
              H     \\/     H
                    C
                    |
                    H
```

```
                 CH      CH
                //  \   /  \\
               HC      C      CH
Nafteno        |       ||     |
               HC      C      CH
                \\   /   \   //
                  CH       CH
```

  - *alicíclicos* – toda cadeia cíclica não aromática, isto é, que não apresenta o núcleo benzênico. Por exemplo:

```
      H   H
      |   |
  H - C - C - H        H - C - C - H
      |   |                ||  ||
  H - C - C - H        H - C    C - H
      |   |                 \  /
      H   H                  O

   Ciclobutano            Furano
```

Em um mesmo composto orgânico pode haver ligações saturadas e insaturadas.

Exemplos:

- Ácidos graxos ômega-3 e ômega-6.

É possível haver uma cadeia cíclica (radical aril) ligada a uma cadeia aberta (radical alquil). Ex.: fenilalanina (composto orgânico que participa da melanogênese).

Funções orgânicas

É o nome que se dá ao grupo ou à família de compostos orgânicos que apresenta as mesmas propriedades funcionais, isto é, apresenta propriedades semelhantes.

Exemplos:

- Todos os alcoóis reagem com ácidos carboxílicos, resultando em ésteres. A esse tipo de reação chamamos de esterificação.
- Todos os ácidos graxos reagem com álcalis (soda, amônia, trietanolamina), resultando em compostos tensoativos aniônicos (sabões). A esse tipo de reação chamamos saponificação.
- Os alcoóis e ácidos carboxílicos de cadeia longa (graxos) e seus ésteres apresentam propriedades de emoliência.

Alguns compostos podem apresentar, na mesma molécula, mais de uma função orgânica. Exemplo: os alfa-hidroxiácidos (AHA) apresentam, além da função ácido carboxílico (^-COOH), uma hidroxila (OH^-) ligada a carbono saturado. O dimetilaminoetanol (DMAE) é outro exemplo, apresentando as funções amina e álcool.

PRINCIPAIS FUNÇÕES ORGÂNICAS

Função	Grupo funcional	Tipo de cadeia	Exemplos
CH HIDROCAR-BONETOS	alcanos C_nH_{2n+2}	acíclica	óleo mineral, vaselina, ceresina, butano, propano
	alcenos C_nH_{2n}	acíclica	esqualeno
	alcinos C_nH_{2n-2}	acíclica	sem grande interesse em cosméticos
		cíclica	benzeno, nafteno
ÁLCOOL	OH (1 ou +) ligado a C saturado	acíclica (c. curta-hidrofílicos)	alcoóis: etílico, propilenoglicol, glicerina, sorbitol
		acíclica (c. longa-lipofílicos ou alcoóis graxos)	alcoóis: laurílico (C12), miristílico (C14), cetílico (C16), estearílico (C18)
		cíclica	álcool benzílico, mentol, geraniol
ÁCIDO CARBOXÍLICO	$-C(=O)OH$	acíclica (c. curta-hidrofílicos)	ácidos: acético, cítrico, glicólico, oxálico
		acíclica (c. longa-lipofílicos ou ácidos graxos)	ácidos: láurico (C12), mirístico (C14), palmítico (C16), esteárico (C18)
		cíclica	ácido benzoico, salicílico
ÉSTER	$-C(=O)O-$	acíclica	miristato de isopropila, miristrato de miristila, palmitatos, estearatos
		cíclica	metilparabeno ou nipagin

(cont.)

Função	Grupo funcional	Tipo de cadeia	Exemplos
ÉTER	– O –	acíclica	éter etílico
		cíclica	anisol
ALDEÍDOS	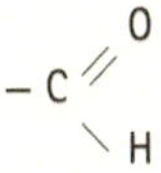 $-C(=O)H$	acíclica	formaldeído, glioxal, glutaraldeído
		cíclica	óleos essenciais utilizados em perfumaria
CETONA	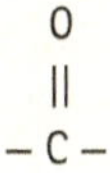 $-C(=O)-$	acíclica	acetona (propanona), di-hidroxiacetona
		cíclica	cânfora
AMINA	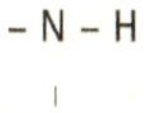 primária 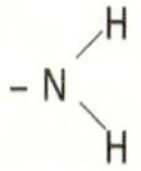 $-NH_2$ (– N(H)H); secundária – N – H; terciária – N – 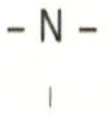	acíclica	monoetanolamina (MEA), dietanolamina (DEA), trietanolamina (TEA), colina
		cíclica	anilina
AMIDA	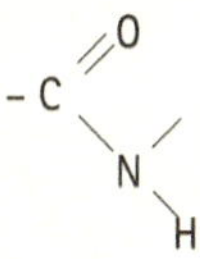 primária 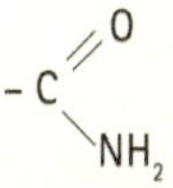 $-C(=O)NH_2$; secundária $-C(=O)-NH-$; terciária $-C(=O)-N<$	acíclica	ureia (diamida), alcanolamidas (mono e dietanolamidas de ácidos graxos de coco)
		cíclica	difenilurea (carbanilida)

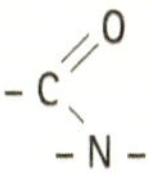

(cont.)

Função	Grupo funcional	Tipo de cadeia	Exemplos
FENOL	– OH (1 ou +) ligado a núcleo benzênico	cíclica	ácido fênico, vitamina E, hidroquinona, resorcinol, taninos, ácido salicílico

OBSERVAÇÃO: Um grupo importante para farmacologia e cosméticos são os terpenos, que são hidrocarbonetos não saturados de fórmula geral $C_{10}H_{16}$.

Os mais importantes pertencem à série cíclica e são encontrados principalmente nos vegetais.

O esqualeno é um triterpeno ($C_{30}H_{48}$) acíclico encontrado em plantas e animais (na pele, por exemplo).

A *Centella asiatica* é importante por conter substâncias triterpênicas (ácidos asiático e madecássico), que, associadas a glicídios, constituem os asiaticosídeos e o madecassol, muito utilizados em produtos para tratamento estético da celulite.

Bioquímica

A bioquímica é o estudo da vida compreendida por meio da química, ou seja, a nível molecular.

Produtos orgânicos naturais

Vamos ver, a seguir, compostos muito importantes na fabricação de produtos cosméticos. Esses compostos são chamados naturais por fazerem parte de todas as células, tanto de animais como de vegetais.

GLICÍDIOS

Do grego *glykys* = doce; sinônimos: carboidratos, oses, sacarídeos. São compostos orgânicos derivados de alcoóis poli-hídricos; apresentam na molécula a função aldeído ou cetona, originando, respectivamente, as *aldoses* e *cetoses*. Exemplos: glicose, frutose.

São alimentos energéticos, proporcionando habitualmente mais de 50% a 70% das calorias da ração alimentar. Uma parte é armazenada no fígado como glicogênio. O excesso também pode ser armazenado sob a forma de gordura, após várias biotransformações. Fazem parte de vários tecidos, por exemplo, o conjuntivo.

Classificam-se como:

- **Hologlicídios** (*holos* = inteiro, total) – substâncias constituídas somente de oses. Pode ser uma única molécula (monossacarídeo, ex.: glicose), duas (dissacarídeo, exs.: sacarose, lactose) ou várias, sendo conhecidas como oligossacarídeos (2 a 10 unidades de monossacarídeos unidos por ligações glicosídeas) e polissacarídeos (com mais de 10 unidades, exs.: celulose, ágar-ágar, glucomananas).
- **Heteroglicídios** (*heteros* = diferente) ou heterosídeos – substâncias constituídas de uma parte glicídica e outra não glicídica chamada genina. Em geral é esta a parte ativa desses heterosídeos. Exemplos: mucilagens, gomas, flavonóis, melilotinas, saponinas (como a escina, hederina, etc.).
- **Outros derivados das oses**
  - *glicosaminas* – quando a ose se associa com a função amina ($-NH_2$). Exemplo: ácido hialurônico, um polímero utilizado em cosmética como hidratante;
  - *desoxioses* – quando a ose perde um ou mais oxigênios da função alcoólica. Exemplos: desoxi-d-ribose (mais tarde, ao polimerizar-se, dará o DNA, que é um bioativo usado em cosmética) e a ramnose, que é uma metilpentose;
  - *poli-hidroxiácidos (PHAs) ou ácidos ônicos, urônicos e biônicos* – quando as oses sofrem oxidação, que pode ser:
    1) Por via química, e nesse caso pode se dar: na função aldeídica (–COH), no caso das aldoses. Na nomenclatura, o sufixo *ose* é substituído por *ônico*. Exs.: ácido glucônico (PHA) e ácido galactoglucônico (PHA obtido da lactose); ou na função álcool ($-CH_2OH$) das oses. Em sua nomenclatura, temos a substituição do sufixo *ose* por *rônico*. Exs.: ácido glucorônico.

2) Por via biológica. Exs.: ácido galactoglucônico ou ácido lactobiônico, ativo obtido por biotecnologia, ou seja, por meio de microrganismos, como *Zymomonas mobilis*, que produz enzimas capazes de oxidar a lactose. Nesse caso, o PHA recebe o nome da ose e o sufixo biônico (excluído o sufixo *ose*).

USO COSMÉTICO

De modo geral, são ótimos hidratantes. Exemplos: mucilagem, lactose. Alguns têm também propriedades espessantes (celulose e seus derivados). Em cosméticos, os oligossacarídeos ricos em fucose e ramnose apresentam atividades específicas como estimulantes dos fibroblastos, fazendo parte de matérias-primas patenteadas. Polissacarídeos, de estrutura ramificada, ricos em ramnose, galactose e ácido glicorônico, têm papel importante, protegendo a pele contra agressões do meio ambiente (poluição, aquecimento, frio, etc.). Os poli-hidroxiácidos (PHAs) apresentam vantagens em relação aos alfa-hidroxiácidos (AHAs) por serem menos irritantes quando aplicados à pele. Eles melhoram a textura da pele e reduzem as linhas finas e o eritema.

LIPÍDIOS

São ésteres de ácidos carboxílicos superiores (com mais de seis átomos de carbono e um álcool). Caracterizam-se fisicamente por serem insolúveis em água (hidrófobos). São representados por óleos, manteigas e ceras. Os lipídios ou gorduras apresentam duas frações: uma insaponificável, bem menor (até cerca de 5% da gordura total) e outra saponificável, formada predominantemente por glicéridos. A fração insaponificável é muito importante também sob o ponto de vista cosmetológico, pois é constituída por provitaminas como o betacaroteno (provitamina A), certos esteróis (provitamina D), vitaminas lipossolúveis, como A, E e K.

São alimentos energéticos. Ao se acumularem em certas partes do corpo, constituem uma reserva para obtenção de energia. A partir desses alimentos, o organismo animal consegue sintetizar grande parte dos ácidos graxos necessários para ele. No entanto, certos ácidos graxos são indispensáveis na alimentação, pois, além de não conseguirem ser sintetizados pelo organismo, são muito importantes para a síntese de outros ácidos graxos, por exemplo, araquidônico, eicosapentanoico, etc. O ácido linoleico (ômega-6) e o ácido linolênico (ômega-3) são conhecidos como ácidos graxos essenciais.

Os lipídios são biologicamente importantes para o estrato córneo, uma vez que o EC requer três tipos principais de lipídios para realizar suas funções: ceramidas, colesterol e ácidos graxos poli-insaturados. A falta deles pode causar: pele seca, com descamação e possíveis feridas; queratinização irregular; e tendência para eczemas e coceiras. Para a hipoderme, sua constituição em material gorduroso serve de proteção mecânica contra traumatismos. Eles participam de vários outros tecidos, como o nervoso (cefalinas, etc.).

São classificados em simples e complexos.

SIMPLES

Constituídos somente de alcoóis e ácidos graxos. Dependendo do tipo de álcool, classificam-se em:

- **Glicéridos** – ésteres do glicerol com ácidos graxos variados. Os mais comuns são o láurico, mirístico, palmítico, esteárico, oleico e linoleico, que praticamente estão em todos os óleos e gorduras. Dos glicéridos, os mais importantes são os triglicéridos, que se encontram amplamente distribuídos na natureza.

Assim, temos:

- *os óleos* – triglicéridos que se apresentam na forma líquida à temperatura de 20 °C devido ao número de ligações insaturadas. Temos uma grande variedade desse grupo como matérias-primas de formulações cosméticas: óleos de semente de uva, amêndoas doces, gergelim, girassol, abacate, rícino (castor oil);
- *as gorduras* – apresentam-se pastosas, tendo em sua constituição tanto ácidos graxos saturados como insaturados. Exemplos: manteiga de cacau, manteiga de karité;
- *o sebo* – lipídios que se apresentam na forma sólida, em que o número de ácidos graxos saturados predomina. É muito utilizado na fabricação de sabonetes em barra.

• **Céridos** ou **cerídeos** – ésteres de ácidos graxos superiores (cadeia carbônica superior com mais de 24 átomos de carbono e ligações saturadas) com alcoóis graxos superiores (com mais de doze átomos de carbono). Exemplos:

- *cera de abelha* – produzida pela *Apis melifera*;
- *espermacete* – um produto da secreção das glândulas cutâneas do cachalote (cetáceo da família das baleias). Rico em palmitato de cetila, álcool cetílico livre, ésteres láurico, esteárico e mirístico;
- *cera de carnaúba* – obtida da *Copernicia cerifera*, constituída por ácido cerótico, ácido carnúbico, etc.

• **Estéridos** – nestes lipídios o álcool é um esterol, como o colesterol. Exemplo: lanolina, gordura da lã obtida das ovelhas. Na realidade, a lanolina bruta é a mistura de céridos, estéridos e glicéridos. A lanolina refinada não contém mais os glicéridos.

COMPLEXOS

- Fosfolipídios – os principais representantes são as lecitinas, que apresentam em sua estrutura molecular uma base nitrogenada (a colina), um álcool (o glicerol), ácidos graxos e ácido fosfórico. Têm caráter anfótero (lipofílico e hidrofílico). Em água dão soluções coloidais. São higroscópicos, emulsificantes, e sua importância maior é que fazem parte da estrutura dos lipossomas. Outros exemplos incluem:
    - as cefalinas (fosfatidiletanolamina) – a cefalina e seus sais estão presentes na lista restritiva da Anvisa, conforme RDC nº 83 de 17/6/2016, item 75;
    - a esfingomielina – encontra-se na membrana das células animais, principalmente na membrana que rodeia alguns axones das células nervosas. Ela é formada pela fosforilcolina (ou fosfoetanolamina) e pelas ceramidas.
- Glicolipídios – são lipídeos anfifílicos: a porção hidrofílica é composta de carboidrato (PHG – Polar Head Group) e a porção hidrofóbica é constituída de ácidos graxos. Os principais são os gliceroglicolipídeos/galactolipídeos e sulfonolipídeos, presentes nos vegetais. Exemplos de galactolipídeos, os cerebrósidos, encontrados em alguns bioativos (extratos de cérebro, baço, etc.), e as esfingomielinas, que são lipídios complexos, cuja base nitrogenada é a esfingosina, da qual derivam as *ceramidas*, encontradas nas células epidérmicas dos mamíferos e muito utilizadas em cosmética como regeneradoras da barreira de proteção, principalmente de peles maduras.

USO COSMÉTICO

Os lipídios apresentam algumas propriedades interessantes que também são importantes do ponto de vista cosmético:

- *saponificação* – é a reação entre um óleo, ou gordura, e uma base (em geral NaOH, KOH ou trietanolamina), resultando na formação de glicerina e sabão. Esse processo faz parte da desincrustação aplicada pelo profissional de estética quando se requer uma higienização mais rigorosa da pele;
- *hidrólise* – os lipídios podem ser hidrolisados por uma via química ou enzimática. Esta última é muito importante no tratamento estético da celulite com o uso de enzimas lipolíticas.

Os lipídios são utilizados em produtos cosméticos como emolientes (cuidado com os cabelos e a pele). Exercem geralmente sua ação de emoliência também por serem oclusivos. Os lipídios de origem animal, como a lanolina, são menos oclusivos que os de origem vegetal.

AMINOÁCIDOS

São compostos orgânicos que apresentam em sua molécula as funções amino ($-NH_2$) e carboxila ($-COOH$). São obtidos por hidrólise de proteínas.

```
R - CH - COOH
    |
    NH2
```

```
H3C - CH - COOH
      |
      NH2
```

Alanina

onde R = radicais alquílicos ou arila (respectivamente, radicais com cadeia carbônica acíclica e cíclica). Exemplo:

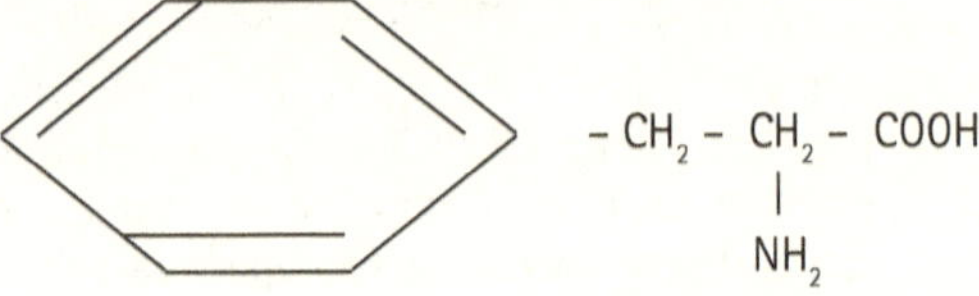

Fenilalanina

São obtidos a partir da hidrólise de polipeptídeos e proteínas. Vários aminoácidos ligados entre si formam as proteínas, que têm importantes funções em nosso metabolismo e na constituição de nossos tecidos.

Os aminoácidos "naturais" encontrados e identificados em organismos vivos são cerca de 35, dos quais 20 codificam o nosso DNA. A combinação variada dos tipos, das quantidades e da posição que tomam na molécula origina um grande número de proteínas diferentes.

Existem os chamados aminoácidos essenciais (lisina, histidina, triptofano, fenilalanina, leucina, isoleucina, treonina, metionina, valina, arginina), necessários para o desenvolvimento dos animais cujo organismo não os sintetiza ou o faz em quantidades insuficientes.

Os aminoácidos podem combinar-se entre si por condensação, originando os peptídeos e por último as proteínas, através das ligações peptídicas (– CO – NH –).

AMINOÁCIDO + AMINOÁCIDO → DIPEPTÍDEO
DIPEPTÍDEOS + AMINOÁCIDOS (menos de 20) = OLIGOPEPTÍDEOS
DIPEPTÍDEO + AMINOÁCIDOS (20 até 100) → POLIPEPTÍDEOS
REUNIÃO DE POLIPEPTÍDEOS → PROTEÍNAS (com mais de 100 aminoácidos e com PM elevado).

USO COSMÉTICO

São utilizados como hidratantes. Fazem parte do fator natural de hidratação (NMF, do inglês Natural Moisturizing Factor). Dos peptídeos, o mais importante é o glutation (um tripeptídeo), que faz parte da enzima glutationperoxidase, que protege o organismo contra os radicais livres, sendo um ativo empregado em formulações antienvelhecimento. Peptídeos específicos fazem parte de ativos desenvolvidos, tendo como objetivo formulações neurocosméticas.

Como os aminoácidos têm caráter anfótero: básico, devido ao radical amino, e ácido, devido ao radical carboxila (-COOH), podem ser ionizados. Em soluções ácidas, a polaridade será (+); em soluções alcalinas, (-).

AMINOÁCIDOS IMPORTANTES NA COSMÉTICA

- **Fenilalanina** – podemos considerar este aminoácido como o precursor da melanina, que é uma cromoproteína.
- **Di-hidroxifenilalanina (Dopa)** – aparece em uma das etapas da formação das melaninas.
- **Cistina** – aminoácido encontrado na queratina do cabelo. Contém enxofre em sua molécula.
- **Prolina e hidroxiprolina (PCA ou ácido pirrolidin carboxílico)** – fazem parte da molécula do colágeno e participam do NMF, sendo, portanto, um ótimo hidratante.
- **Carnitina, creatina e taurina** – todos os aminoácidos de ocorrência natural, mas que não fazem parte dos vinte aminoácidos que codificam o DNA. São utilizados como fatores estimulantes de energia celular.
- **Arginina** – tem papéis importantes: na divisão celular, na cicatrização de feridas, no sistema imunitário e na produção de hormônios. Esse aminoácido está ligado à síntese de óxido

nitroso (NO), poliaminas e como sinalizador de vários processos fisiológicos.

- **Sarcosina** – é a N-metilglicina, aminoácido produzido pelo organismo humano que resulta da hidrólise da creatina ou da degradação biológica da colina. Sua biossíntese e seu catabolismo ocorrem na mitocôndria. Em cosmética, entra em formulações para reduzir a produção de sebo e imperfeições ligadas à hiperseborreia; refina a textura da pele; e também é utilizada na fabricação de tensoativos biodegradáveis.
- **Betaína** – a mais comum é a N,N,N-trimetilglicina. Outras betaínas são derivadas da alanina, da prolina e da histidina. São aminoácidos totalmente N-metilados, obtidos da beterraba. No uso cosmético, a betaína natural é um osmólito que atrai água; protege as macromoléculas celulares de agressões externas (alérgenos, poluentes, etc.), mantendo o balanço hídrico celular; tem atividade anti-inflamatória; contribui para o clareamento da pele hiperpigmentada; e tem caráter anfótero, sendo utilizada na fabricação de tensoativos suaves.

PEPTÍDEOS NA COSMÉTICA

São os mais importantes sob o ponto de vista da ciência cosmética, em especial aqueles com sequência de aminoácidos definida, apresentando propriedades biológicas específicas – por exemplo, sua importância na sinalização entre células e no sistema neuroendócrino. Esses peptídeos são obtidos sinteticamente e sua síntese, de modo geral, é demorada e onerosa (ver capítulo "Evolução cosmética e as novas tecnologias"). Os peptídeos obtidos por fragmentação de proteínas ou por hidrólise também são importantes em produtos cosméticos. Alguns exemplos de peptídeos inovadores ou diferenciados são:

- Tripeptídeo biomimético derivado do fator de crescimento – possui sequência ativa do precursor natural e biológico da síntese do colágeno I e II, fibronectina e laminina, estimulando a firmeza da pele por ativar a síntese de proteínas da matriz extracelular; e auxilia no estímulo celular. Tem propriedades antienvelhecimento e cicatrizante, pois auxilia no estímulo da renovação celular.
- Tetrapeptídeo que restaura a epiderme – deriva do hormônio da juventude (DHEA), compensando o declínio do timo, que ocorre com o envelhecimento. Tem atividade biomimética dos fatores de maturação celular, estimulando o crescimento e a diferenciação dos queratinócitos e as células de Langerhans. É usado em cremes e séruns para o contorno dos olhos e dos lábios.
- Hexapeptídeo – testado para diminuir a síntese das citoquinas pró-inflamatórias, além de aumentar a síntese da melanina pelos melanócitos. Por essa razão, é utilizado em formulações de fotoproteção.
- Hexapeptídeo que mimetiza o N-terminal final do Snap-25 – compete com essa proteína por uma posição no complexo Snare. É uma alternativa à toxina botulínica.

Exemplos de oligopeptídeos que já foram isolados de material biológico, identificados e tiveram sua ação biológica estudada: oxitocina, vasopressina, angiotensina e bradiquinina, que liberam vários hormônios como substância P, rigina, encefalina e endorfinas, este último com 31 aminoácidos, fazendo parte de sua estrutura.

PROTEÍNAS

São compostos orgânicos formados pela união de vários aminoácidos através de ligações peptídicas. Formam, portanto, macromoléculas de alto peso molecular (PM). Exemplo: colágeno, com PM de aproximadamente 360.000 Da (Dalton) ou 360 KDa.

Sabe-se que 16% da massa total corpórea são constituídos de proteínas. São os compostos essenciais do protoplasma e núcleo de todas as células. Assim, participam de todos os processos vitais (reprodução, crescimento, etc.), pois fazem parte da estrutura química das enzimas, hormônios, substâncias antigênicas, etc.

A estrutura de cada proteína existente nos organismos vivos vai depender da função que ela vai exercer. Assim, temos desde proteínas com estrutura bem simples (primárias) até proteínas bem complexas (secundárias, terciárias e mesmo quaternárias). Existem também proteínas que apresentam funções bem específicas, como a fibronectina, a vinculina, a laminina e a paxilina. Estas fazem parte da matriz extracelular (MEC), formando um complexo estrutural que envolve e dá suporte às células dos mamíferos. A paxilina (não confundir com o alcaloide neurotóxico chamado paxilline), juntamente de outras proteínas que a ela se unem, facilita a recepção de estímulos externos que modulam diversos processos celulares, intervindo na adesão celular, na mobilidade e no crescimento celular.

Cada tipo de proteína tem seu próprio conjunto de aminoácidos. Exemplo: o colágeno é uma escleroproteína com função de sustentação, tendo uma estrutura terciária. Nela são importantes os aminoácidos prolina e hidroxiprolina.

As proteínas apresentam características bastante específicas, como:

- **Solubilidade** – de modo geral são substâncias hidrofílicas. Algumas se dissolvem bem na água (albumina); outras necessitam de meio levemente ácido ou alcalino para se solubilizarem; e há as insolúveis (escleroproteínas, por exemplo, colágeno, queratina). Para obtermos essas proteínas em solução é necessário hidrolisá-las. Formam dispersões coloidais iônicas. Suas micelas retêm fortemente a água, daí sua ótima propriedade hidratante.

- **Tensoatividade** – diminuem a tensão superficial dos líquidos em que estão dissolvidas. Por isso, em solução, espumam.
- **Caráter anfótero** – como os aminoácidos, as proteínas existem como íons dipolares, e, portanto, são ionizáveis. A polaridade, (+) ou (–), vai depender do pH do meio.
- **Reatividade** – as principais reações que interessam ao esteticista são:
  - *precipitação* (reversível), que pode ocorrer de duas maneiras:
    a) pela ação de sais metálicos. Exemplos: cloridróxido de alumínio, zircônio, etc. Formam-se assim os proteinatos, que são a base do princípio antiperspirante aplicado nos desodorantes;
    b) por alcaloides e taninos. Exemplo: loção de hamamélis, que tem ação adstringente;
  - *coagulação*, isto é, o processo da desnaturação (irreversível). É o que acontece com o ovo cozido. Processo aplicado na esterilização pelo calor úmido, ocasionando a morte de microrganismos;
  - *biológicas*, em que as proteínas são, do ponto de vista imunológico, substâncias antigênicas, isto é, quando inoculadas no organismo provocam a formação de anticorpos específicos. Se uma reinoculação da mesma proteína for efetuada após onze ou doze dias, o organismo apresentará transtornos graves, configurados no choque anafilático (dose desencadeante). É por esse mecanismo que são explicados os fenômenos alérgicos;
  - *hidrólise*, que significa a quebra de uma molécula em frações menores na presença de água. As proteínas podem ser decompostas em moléculas menores (polipeptídeos e, por

último, aminoácidos). Esta técnica é utilizada por fabricantes de bioativos (redução do PM das proteínas para torná-las mais eficientes em seu benefício sobre a pele). A hidrólise pode ser feita por processos químicos ou enzimáticos, por exemplo, enzimas proteolíticas utilizadas em peeling biológico. No nosso organismo também ocorre tal processo.

Podem ser observados ainda dois tipos de proteínas:

- **Simples** – constituídas apenas de aminoácidos. As mais interessantes são as proteínas ácidas ou neutras. As de interesse em cosmética são as escleroproteínas, muito resistentes (*eskleros* = = duro). Exemplos: colágeno (esta matéria-prima, para uso cosmético, é obtida a partir da hidrólise química dos tecidos subcutâneos, ósseos e cartilaginosos de bovinos); elastina (constituinte dos tecidos elásticos – paredes dos vasos sanguíneos, pulmonares); e queratina (existente na pele e anexos: cabelo, unhas). A fibroína faz parte do fio da seda e também é usada em cosméticos.
- **Conjugadas** – proteínas originadas da associação ou combinação de proteínas simples com radicais orgânicos de natureza não proteica, denominados núcleo prostético. As mais interessantes, do ponto de vista cosmético, por serem ótimos hidratantes e por fazerem parte de sistemas enzimáticos importantes, são as glicoproteínas ou proteoglicanas (GAGs). São elas:
  - *condroglicoproteínas*, em que a parte não proteica é o ácido condroitin-sulfúrico;
  - *glicosaminoglicanos (mucopolissacarídeos)*, usados em cosmética como poderoso hidratante, pois em sua estrutura encontramos o ácido hialurônico.

As proteoglicanas e integrinas fazem parte de receptores transmembranais.

USO COSMÉTICO

As proteínas fazem parte de diversos bioativos, principalmente com propriedades de hidratação (hidrolisados de colágeno, elastina), regeneração celular (extrato placentário, extrato de órgãos, etc.) e substantividade. Tendo caráter anfótero, as proteínas podem ser aplicadas, em estética, através de corrente galvânica, respeitando sua polaridade. Muito importantes também são as nucleoproteínas (RNA e DNA), utilizadas em produtos cosméticos como bioativos.

ENZIMAS

São substâncias macromoleculares, de natureza proteica e, portanto, termolábeis, que catalisam reações bioquímicas. São sempre produzidas por células vivas, animais ou vegetais.

IMPORTÂNCIA PARA A COSMÉTICA

Enzimas que capturam radicais livres (superóxido dismutase, glutationperoxidase e catalases). Além destas, existem enzimas como as proteases neutras (colagenase, elastase, etc.), que são capazes de degradar vários constituintes extracelulares como o colágeno, a fibrina, a elastina e a cartilagem, resultando em destruição dos tecidos.

As enzimas podem ser *simples*, quando constituídas somente por proteína (ex.: hidrolases), ou *conjugadas*, quando, além da parte proteica, possuem um grupo não proteico, que recebe o nome de coenzima. Exemplo: citoflavina – coenzima do fermento amarelo.

A coenzima também pode ter natureza metálica, recebendo então o nome de cofator. Exemplos: ascorbinase, que tem o cobre em sua molécula; glutationperoxidase, que tem o selênio em sua molécula; superoxidismutase, que apresenta o zinco e o magnésio em sua estrutura química.

Algumas condições são fundamentais para a atuação das enzimas. São elas:

- **Contato** – quanto maior a superfície de contato entre o substrato e a enzima, tanto mais rápida será a ação enzimática. Exemplo: a lipase hidrolisa lentamente a gordura em massa e rapidamente a gordura finamente emulsionada.
- **Concentração da enzima** – a velocidade da reação é diretamente proporcional à quantidade de enzima utilizada.
- **Temperatura** – muito importante para a ação das enzimas:
    - temperatura ótima para a ação: de 37 °C a 40 °C;
    - temperatura para inativação irreversível: de 60 °C a 80 °C;
    - temperatura para inativação reversível: 10 °C ou abaixo dessa temperatura.

  É aconselhável a armazenagem de enzimas em refrigerador. Recomenda-se mantê-las em temperatura ambiente alguns minutos antes do uso, para sua melhor atividade.
- **pH** – há um nível ótimo de pH para cada enzima atuar, por exemplo:
    - pepsina – 1,5;
    - ptialina – 6,9;
    - tripsina – 8,0.
- **Presença de ativadores**
    - inorgânicos – exemplos: cobre, que atua na formação da melanina, sendo um cofator para a enzima tirosinase; zinco, que atua nas proteases (MMPs), etc.;

- orgânicos não enzimáticos – exemplos: ácido ascórbico e glutation;
- orgânicos enzimáticos ou quinases – exemplo: a tripsina, que no suco pancreático é encontrada apenas na forma inativa (zimógeno ou tripsinogênio). Mas, em presença da enteroquinase (no intestino), transforma-se em tripsina, atuando na digestão de alimentos.

- **Presença de inativadores** – exemplos: mercúrio, arsênico, gás sulfídrico, etc. Inibidores importantes biologicamente são os TIMPs (inibidores teciduais de matriz metaloproteinases), que são proteínas multifuncionais que controlam a ação das metaloproteinases da matriz. Em condições fisiológicas normais existe um equilíbrio entre a razão MMPs e TIMPs. No entanto, em condições anormais, por exemplo, doença, estresse oxidativo, etc., esse equilíbrio se rompe, ocorrendo a degradação excessiva de proteínas da matriz extracelular, como colágeno, elastina, etc. Algumas plantas têm sido testadas para reproduzir ou ativar a ação dos TIMPs. Exs.: *Camellia sinensis*, *Aloe vera* e *Annona muricata*, ricas em flavonoides.

Ainda sobre as enzimas, é bom saber que:

- quase todas agem em meio aquoso;
- todas elas agem sobre substratos específicos. Exemplo: tiomucase age somente sobre o condroitin sulfato;
- todas as reações catalisadas pelas enzimas não se realizam completamente. Há um equilíbrio, o que é importante para harmonizar o meio interno com o externo. Essa reversibilidade vai depender do pH, concentração de enzima, potencial de oxirredução, etc.;
- são ionizáveis.

A NOMENCLATURA DAS ENZIMAS SEGUE ALGUNS CRITÉRIOS

Nome da reação química + sufixo **ase**.

Exemplos: hidrolases (catalisam reações de hidrólise); oxidases (catalisam reações de oxidação).

Nome do substrato sobre o qual atua + sufixo **ase**.

Exemplos: amilase (hidrolisa o amido); lipase (hidrolisa as gorduras); elastase (hidrolisa a elastina, provocando a falta de elasticidade da pele), etc.

Exceções: pepsina, tripsina, pancreatina.

USO COSMÉTICO

Enzimas importantes como princípios ativos em cosméticos:

- bromelina – enzima proteolítica utilizada em peeling biológico e em tratamento estético de celulite, pois hidrolisa as proteoglicanas, constituintes do tecido intersticial, minimizando edemas. É obtida do abacaxi;
- papaína – enzima proteolítica com as mesmas propriedades da bromelina. É obtida do mamão.

Outras enzimas são encontradas em ativos patenteados. Exemplos:

- Keratoline® – enzima proteolítica obtida por fermentação a partir do *Bacillus subtilis*.
- Cyclolipase® – enzima lipolítica.
- Lisiloxidase (LOX) e Lisiloxidase-Like (LOXL) – são responsáveis pelo *cross link* da elastina, sendo essenciais para a homeostase das fibras elásticas. O extrato de aneto (ou endro) contido em matéria-prima de uso cosmético tem como alvo aumentar a elastina na pele madura através da ação da enzima LOXL.

VITAMINAS

São compostos orgânicos cuja presença em pequenas quantidades é indispensável na ração alimentar para o perfeito desenvolvimento e funcionamento do organismo animal.

O nome vitamina (amina da vida) foi dado por Funk, em 1912, por pensar que o fator antiberibérico fosse uma amina.

As vitaminas, de modo geral, agem como biocatalisadores através de enzimas e, como tal, exercem várias funções, sendo a principal a ação sobre o crescimento. Outras funções específicas estão relacionadas à sua estrutura molecular.

Muitas vitaminas são adicionadas aos produtos cosméticos com funções diversas, como estimulantes da proliferação celular e antioxidantes.

Há controvérsias com relação aos benefícios das vitaminas aplicadas topicamente. Porém, atualmente já está comprovado que o tratamento local por vitaminas permite aumentar sua concentração regional, mostrando resultados mais efetivos e imediatos.

Podem ser hidrossolúveis (complexo B e vitamina C) ou lipossolúveis (vitaminas A, D, E, K, F).

O quadro ao lado mostra as principais características das vitaminas do ponto de vista da cosmética.

VITAMINAS HIDROSSOLÚVEIS UTILIZADAS NA COSMÉTICA

Vitaminas	Natureza química	Função	Fontes	Observações
B_2 ou riboflavina ou lactoflavina	Poliálcool isoaloxazínico	Tem ação sobre a pele. Sua carência causa alterações na pele (dermatites) e mucosas (inflamação da língua, conhecida como glossite), dermatite descamativa nos sulcos e nas comissuras labiais, inflamações dos lábios (queilose). Nos olhos verifica-se um aumento da vascularização pericorneana. Sua atividade é desempenhada através de enzimas (flavoenzimas)	Cutícula de grãos, gérmen de cereais, leveduras	A riboflavina e a di-hidroxicetona fazem parte de formulações para acelerar o bronzeamento
B_6 ou piridoxina	Composto nitrogenado di-hidroxilado	Sua deficiência, além de causar parada de crescimento, determina uma dermatite semelhante à dermatite seborreica, descamativa, edematosa, que ataca as extremidades do corpo animal (pelagra de rato ou acrodinia). O cloridrato de piridoxina é uma das formas da vitamina B_6; outra forma é o fosfato de piridoxal, que funciona como coenzima para algumas enzimas envolvidas na biotransformação de aminoácidos, mais precisamente dos sulfoaminoácidos (existentes na queratina), e nas ligações cruzadas de colágeno e elastina. Neste caso participa como coenzima da enzima lisoxidase, responsável pela estabilidade do colágeno	Fígado, coração	Encontramos a vitamina B_6 em formulações para peles lipídicas

(cont.)

Vitaminas	Natureza química	Função	Fontes	Observações
H ou biotina	É o ácido valérico com o radical diciclo-condensado (imizadol-tiofânico)	É um fator antisseborreico e cofator para enzimas que participam de reações de carboxilação, ou seja, na síntese de ácidos graxos. Ação sinergética com a vitamina B_6, ajudando a manter normalizada a síntese de ácidos graxos e assim regular a produção de sebo	A geleia real de abelha e o pólen têm seus benefícios, principalmente por ingestão, mas também por aplicação tópica	Encontramos a vitamina H em formulações para peles lipídicas
B_5 ou ácido pantotênico	É um hetero-peptídeo da beta-alamina com um derivado butírico denominado pantoíla	Faz parte da coenzima A e, portanto, é muito ativa biologicamente. Antidermatítica. O álcool correspondente (pantenol) é um pouco mais ativo que o ácido pantotênico. Substâncias relacionadas ao ácido pantotênico, como a pantetina e o ácido pangâmico, já foram citadas por possuírem ação benéfica para a pele e os cabelos. É usada em afecções cutâneas de modo geral	Encontrada facilmente em produtos naturais	*Pantoten* (grego): em toda parte
B_3 ou PP (Pelagra Preventive Factor)	Derivado piridínico. É uma mistura de ácido nicotínico (niacina) e nicotinamida (niacinamida)	Antipelagrosa quando se refere ao homem e antilíngua negra com relação ao cão. Sua carência provoca na pele eritema, atrofia, pigmentação, ulcerações, dando-lhe certa aspereza (do italiano *pelle agra* = pele áspera). Aparece na estrutura das coenzimas I e II	Cutícula de grãos, germe de cereais	O nicotinato de miristila tem a propriedade de levar niacina às células da pele de tal maneira a convertê-la em NAD que, por sua vez, está envolvida no reparo celular do DNA danificado.

(cont.)

Vitaminas	Natureza química	Função	Fontes	Obser-vações
P ou vitamina da permeabi-lidade	É uma mistura de heterosídeos: eriodictina e hesperidina (flavônicos), quercetrina e rutina (flavonóis)	Anti-hemorrágica: aumenta a resistência das paredes dos vasos capilares. Sua carência causa hemorragias subcutâneas, ocasionando manchas denominadas petéquias (púrpura hemorrágica). Sua ação é bastante semelhante à da vitamina C. Os flavonois, segundo estudos recentes, têm ação antienvelhecimento	Somente é encontrada no reino vegetal, principalmente em frutas cítricas e, nestas, com predominância na casca. O pimentão (principalmente o vermelho e o amarelo) é rico em vitamina P	Também conhecida como citrina porque foi isolada do limão e do pimentão
C ou ácido ascórbico	É a gama-lactona do ácido 3-ceto-L--glucônico; tem propriedades redutoras e, portanto, é um antioxidante	Antiescorbuto. Mesmo em estados discretos de deficiência da vitamina, é frequente o aparecimento de hemorragias dos vasos capilares. Participa na reposição do colágeno no tecido conjuntivo. Antirradicais livres. Apresenta ação sinérgica com a vitamina E na proteção da membrana celular. Tem múltiplas aplicações em cosmética (despigmentação acne)	Frutos cítricos (acerola, limão, etc.) e folhas verdes (couve, etc.)	Originalmente hidrossolúvel, a vitamina C é um dos exemplos do desenvolvimento de matérias--primas de uso cosmético, através da modificação de sua estrutura para torná-la lipossolúvel e mais estável (palmitato ou oleato de ascorbila). Recentemente foi lançado Tetraisopalmitato de Ascorbila de alta estabilidade

(cont.)

VITAMINAS LIPOSSOLÚVEIS UTILIZADAS NA COSMÉTICA

Vitaminas	Natureza química	Função	Fontes	Obser-vações
A ou retinol	É um álcool primário poli-insaturado com núcleo da beta-ionona	Estimulante da proliferação celular, principalmente do epitélio. Sua carência não só afeta o crescimento como também é responsável pela atrofia e queratinização do epitélio (mucosas e pele). Causa também a hemeralopia (cegueira noturna). Como vitamina A (retinol), é utilizada em formulações cosméticas. É utilizada com as vitaminas E, D e C em formulações antienvelhecimento. Sua forma ácida é o ácido retinoico ou tretinoína, utilizada como antirrugas em preparações dermatológicas prescritas por médicos	Nos vegetais é encontrada como provitamina A (betacaroteno). Nos animais, no óleo de fígado de cação, por exemplo, é encontrada como vitamina	O uso do ácido retinoico é proibido em cosméticos
F Fatty-Acids (ácidos graxos essenciais)	Ácidos alfalinoleico (ômega-6) e gama-linoleico (ômega-3). Estes ácidos graxos são precursores de uma série de metabolitos importantes para o funcionamento circulatório, inflamações, intolerâncias cutâneas	A carência desses ácidos graxos causa disfunções biológicas: • o tecido cutâneo torna-se seco e fino; • a camada basal é mais irregular; • a função da barreira da pele é alterada; • a perda de água é intensa	Óleos vegetais (rosa-mosqueta, óleo de Onagra (*Oenothera biennis L.*), também conhecida como Evening Primrose, óleo de borragem (*Borrago officinalis*) e óleo de peixes)	São chamados ácidos graxos essenciais porque o organismo não consegue sintetizá-los, e, portanto, devem ser providos pela alimentação e por via tópica. Estudos comprovaram que, por via tópica, a ação é de 10 a 20 vezes mais rápida. De modo geral,

(cont.)

Vitaminas	Natureza química	Função	Fontes	Obser-vações
				os ácidos graxos essenciais reestruturam a membrana celular, essencialmente constituída de fosfolipídios, restabelecendo uma coesão entre as células
E ou tocoferol	Derivado metilado de um fenol chamado tocol	É gônada-protetora, isto é, garante a integridade das glândulas sexuais, motivo pelo qual é conhecida como vitamina da fertilidade. É antioxidante, e como tal é usada em cosméticos como antirradicais livres	Óleos vegetais (óleo de germe de trigo, milho e arroz são os mais ricos)	
D_2 ou calciferol	Deriva dos esteróis. A vitamina D_2 é o ergosterol ativado pelas radiações ultravioleta	É utilizada no tratamento do raquitismo e associada às vitaminas A, E e C em formulações antienvelhecimento	As provitaminas só existem em vegetais, enquanto as vitaminas são encontradas somente em animais (óleo de fígado de peixe)	
K	Menadiona K_3 (sintética) Fitonadiona K_1 Menaquinona K_2	Anti-hemorrágica. Sua deficiência ocasiona manchas escuras que aparecem em mucosas e pele, devido ao extravasamento de sangue	Abacate, brócolis, fígado, etc.	

Parecer Técnico nº 1, de 4/1/2010 – fica proibido o uso de vitamina K em todas as suas formas.

OLIGOELEMENTOS

São elementos químicos essenciais à vida, mas necessários em baixíssimas concentrações (do grego *oligo* = muito pouco).

Sua carência ou seu excesso pode provocar alterações de maior ou menor gravidade no organismo. A vida se resume essencialmente a transformações químicas que ocorrem nos organismos viventes. E essas reações são catalisadas por enzimas, que só podem agir de acordo com certos limites de pH e na presença de certos íons, os cofatores enzimáticos. São biocatalisadores em diversas reações químicas que fazem parte do metabolismo, tanto animal como vegetal.

Em tratamentos estéticos também são muito utilizados em máscaras (oligoelementos contidos em argilas, algas, etc.), cremes e loções antienvelhecimento. Podemos considerar como fontes principais de oligoelementos as algas (*Laminaria digitata*, as rodofícias, *Corallina officinalis*, *Condrus crispus*, entre outras) e o plâncton marinho.

Os biominerais, além da ação regenerativa, são bons condutores de hidratação.

No segmento cosmético, os principais oligoelementos são:

- **Iodo** – utilizado na talassoterapia (do grego *thalassa* = mar), no tratamento estético da celulite por cremes que contêm algas (principalmente *Fucus vesiculosus*). O iodo é importante na produção do hormônio que regula a glândula tireoide.
- **Cálcio** – é um mineral essencial para a formação dos ossos. Cerca de 99% do cálcio presente no organismo humano concentra-se nos ossos. O restante auxilia em várias outras funções, como na neurotransmissão e na coagulação do sangue. Em estética, é

importante sua função de melhorar a permeabilidade da membrana celular, controlando a entrada de nutrientes. Utilizado principalmente na forma de máscaras e soluções ionizantes. Também faz parte de matérias-primas como Calcidone® (sal de cálcio do ácido L-carboxil pirrolidônico, ou Ca-PCA), que, segundo informações do fabricante, ajuda a pele a desempenhar seu papel de barreira e ativa a síntese de todos os lipídeos da epiderme, principalmente das ceramidas. Tem forte atividade antimetaloproteinase 1 (antiMMP1) e, portanto, auxilia na preservação da integridade cutânea.

- **Cobre** – em estética, sua importância está em ser um dos cofatores da enzima superóxido-dismutase (SOD), portanto, redutora dos radicais livres (RL), sendo também cofator da enzima tirosinase, que participa do metabolismo para a formação da melanina. No organismo, auxilia na absorção do ferro, evitando anemias.
- **Fósforo** – faz parte dos fosfolipídios, essenciais como constituintes das membranas celulares. No organismo é, portanto, importante para a pele.
- **Magnésio** – é um elemento necessário a todas as células. Participa da construção óssea e do metabolismo dos carboidratos. É cofator de várias enzimas e está ligado a reações biológicas da derme. Combate a fadiga e o estresse.
- **Manganês** – traços desse elemento ajudam na formação do tecido conjuntivo, do qual fazem parte as fibras colágenas e elásticas. É cofator da enzima SOD, portanto, participa de formulações antienvelhecimento, principalmente por meio de extratos vegetais ricos desse oligoelemento. É um dos constituintes do Natural Moisturizing Factor (NMF).

- **Potássio** – age como eletrólito para manter o nível apropriado de fluidos em nosso organismo, incluindo a água.
- **Selênio** – é cofator da enzima glutationperoxidase, que protege o organismo contra os radicais livres, evitando a peroxidação lipídica das membranas celulares. Protege a pele do estresse oxidativo ambiental, retardando o envelhecimento.
- **Silício** – é essencial para o desenvolvimento e a manutenção do tecido conjuntivo, em particular para a produção de colágeno e das proteoglicanas, que constituem o tecido intersticial da derme. O silício está presente em todas as células. Sua concentração diminui com a idade, trazendo como consequência linhas de expressão e rugas. O silício orgânico participa de vários ativos utilizados em cosméticos (hidratantes, regeneradores do tecido conjuntivo, antirradicais livres).
- **Zinco** – é um cofator essencial de grande variedade de enzimas envolvidas na síntese de proteínas, na divisão celular e no metabolismo de lipídios e carboidratos, tendo também um papel importante na função do sistema imune. Apresenta atividade antioxidante (cofator da enzima SOD), antienvelhecimento, de reparo tecidual, de cicatrização de ferimentos, seborreguladora e ação anti-inflamatória.
- **Ouro (Au) 23K** – nome Inci: CL 77480 – é utilizado na forma de flocos e distribuído em vários tipos de formulações: máscaras, hidratantes, etc. Alguns fabricantes dão a ele propriedades rejuvenescedoras.

Classificação de produtos cosméticos

Uma das classificações dos produtos cosméticos baseia-se em suas funções, que podem ser:

- **Higienizar** – remover da superfície cutânea as impurezas provenientes das secreções, dos resíduos celulares e do ambiente, melhorando seu aspecto e facilitando suas funções. Não devem permanecer sobre a pele e mucosas além do tempo necessário para cumprir sua ação de limpar. Exemplos: xampus, sabonetes, abrasivos, pastas dentifrícias.
- **Conservar/proteger** – manter a pele em bom estado, protegendo-a e conservando as características que definem o estado de equilíbrio perfeito de todas as suas funções, ou seja, manter a sua eudermia. Exemplos: protetor solar, hidratante.
- **Reparar/corrigir** – atuar sobre as imperfeições da pele ocasionadas por alterações orgânicas ou funcionais, que, geralmente, têm origem em causas externas. Exemplos de imperfeições: melasmas, efélides, manchas senis, acne, rugas.
- **Maquilar/enfeitar** – realçar a beleza da pele e mucosa labial pela aplicação de diversos produtos coloridos. Além dessa

função, podem corrigir ou dissimular imperfeições. Exemplos: batons e blushes.

Outra classificação dos produtos cosméticos tem por critério sua forma cosmética:

- **Creme** – sua forma é consistente, emulsionada. Dependendo das substâncias utilizadas em sua formulação, destina-se à limpeza, hidratação ou nutrição.
- **Leite ou loção cremosa** – é uma emulsão fluida, geralmente O/A. Existem também os chamados "óleos hidrofílicos", emulsão A/O, usados principalmente como demaquilantes para qualquer tipo de pele.
- **Loção** – é uma solução constituída da mistura de substâncias químicas, podendo ser transparente ou opaca, incolor ou colorida. O veículo pode ser constituído de água, álcool/água, água/propilenoglicol. De acordo com a ação a que se destinam, são denominadas loções tônicas, adstringentes, antissépticas, calmantes, hidratantes, etc.
- **Gel** – sua forma cosmética é viscosa, mucilaginosa, obtida mediante coloides protetores, transparentes ou não, que, ao secar, deixam uma película invisível sobre a pele. Por não conter material graxo, é indicada para peles lipídicas.
- **Espuma (mousse)** – emulsão bifásica em que a fase interna é o ar ou outro gás, e a externa é um sólido ou um líquido. É envasada sob pressão.
- **Aerossol** – dispersão de um líquido e/ou sólido (fase interna) em um gás (fase externa, que tem o maior volume). Esse gás é conhecido como propelente (exemplo: butano/propano). É envasado sob pressão.

- **Suspensão** – são misturas heterogêneas que apresentam uma fase líquida em que se dispersa outra sólida (facilmente sedimentada). Exemplos: leite de colônia, pasta d'água, etc.
- **Pó** – mistura de substâncias que se encontram no estado seco, finamente divididas e misturadas intimamente. Às vezes há adição de um líquido (perfume, por exemplo), que logo é absorvido. Exemplos: talco perfumado, pó compacto.
- **Sérum** – forma cosmética com textura fluida, mas altamente concentrada. Não é oleosa. Contém doses substanciais de ativos, como preenchedores (antirrugas), filtros solares e hidratantes. Potencializa a ação dos produtos cosméticos que serão aplicados em seguida. Ex.: sérum para a área dos olhos. De modo geral, são soluções eletrolíticas, podendo ser ionizadas. Também podem ser aplicadas com manobras de massagem facial.

Como utilizar os produtos cosméticos

Os produtos cosméticos destinam-se a várias finalidades, como:

- higienização;
- tonificação;
- hidratação;
- nutrição.

Higienização

Para manter a pele com aparência saudável, é necessário ter como hábito a sua limpeza diária, cuja finalidade é remover células mortas, maquilagem, secreções sebáceas e impurezas. A água é uma das principais substâncias usadas na limpeza da pele, porém sozinha é ineficaz, principalmente contra a oleosidade. Por esse motivo usamos produtos que tenham a função de emulsificar os ácidos graxos da pele, como:

- sabões;
- detergentes.

Esses produtos podem causar o ressecamento excessivo. Sabões alcalinos tendem a deixar a pele mais áspera e seca, portanto, devemos dar preferência aos sabonetes líquidos e cremosos, elaborados com tensoativos suaves e de baixa irritação cutânea.

Para atenuar o poder de ressecamento da pele, são incorporados à formulação dos sabonetes produtos que conferem caráter emoliente: óleos vegetais etoxilados, glicerina, propilenoglicol, extratos vegetais.

Existem outras formas de apresentação de produtos destinados à higienização:

- **Leites ou loções de limpeza** – estas emulsões atuam retirando as impurezas e a maquilagem, formando um filme emoliente que deixa a pele com textura macia e suave. Devem ser aplicados na pele com massagens e retirados com algodão ou lenço limpo.
- **Géis de limpeza e soluções hidroalcoólicas** – são produtos que levam em sua composição detergentes suaves. Podem ou não conter umectantes.

Aos leites ou loções e aos géis de limpeza podem-se acrescentar substâncias abrasivas, que têm como finalidade realizar uma limpeza profunda.

Tonificação

Os tônicos são utilizados no tratamento facial após a limpeza da pele e antes da hidratação. Sua função é firmar a pele, reduzir o tamanho dos poros (ação adstringente), auxiliar a retirar eventuais resíduos dos leites ou loções de limpeza e, em geral, restabelecer o pH cutâneo.

A quantidade de álcool presente nesses produtos decresce de acordo com o tipo de pele: oleosa, normal e seca. Aliás, atualmente tem-se utilizado loções tônicas sem álcool, por serem menos sensibilizantes, evitando a desidratação e o ressecamento da pele.

Os produtos com ação adstringente mais conhecidos são:

- **sulfato de zinco**;
- **ácidos orgânicos de baixo peso molecular** – ácido cítrico, ácido lático;
- **alcoóis** – etanol é o mais utilizado em soluções aquosas;
- **extratos vegetais ricos em taninos** – hamamélis.

Os tônicos podem ter princípios ativos com funções específicas:

- **alantoína** – ação reepitelizante;
- **pantenol** – ação emoliente;
- **alfabisabolol** – ação anti-inflamatória;
- **calêndula** – ação calmante e cicatrizante.

Hidratação e nutrição

Cosméticos hidratantes são aqueles destinados a deixar a pele macia e suave.

A desidratação e a diminuição da elasticidade ocorrem quando a perda de água do extrato córneo é maior que sua reposição.

A pele seca e pruriginosa é um alerta do organismo de que os elementos protetores da epiderme não estão aptos a cumprir as exigências a eles feitas.

Fatores que contribuem para o ressecamento da pele:

- idade;
- ambientais (ar-condicionado, fatores climáticos desfavoráveis, etc.);
- exposição frequente a agentes químicos (Ex.: detergentes, solventes, etc.).

A hidratação vem de dentro para fora, mas a água precisa ser fornecida para hidratar as camadas mais externas do estrato córneo (EC) e assim manter a flexibilidade. Entre os mecanismos de retenção de água pelo EC, existem moléculas do Natural Moisturizing Factor (NMF), ou Fator de Hidratação Natural, que estão presentes tanto no interior das células como entre elas. Essas moléculas irão reter a água endógena e também a exógena. A pele saudável é rica em NMF (Natural Moisturizing Factor), mas, pelos fatores referidos, e também pelo excesso da prática de lavar o rosto, o NMF vai sendo removido, pois é um composto solúvel.

Vários são os princípios ativos utilizados em cosméticos de ação hidratante para amenizar esse problema:

- **Produtos de ação oclusiva**
  - óleos vegetais (abacate, amêndoas);
  - esqualano – previne a perda de água (TEWL) e aumenta o poder de absorção da pele;
  - óleos minerais (vaselina, parafina).
- **Produtos hidrorrepelentes**
  - óleos de silicone formam um filme permeável que permite a respiração da pele.

- **Produtos umectantes**
  - sua grande capacidade de absorção de água é reconhecida, "molhando a superfície da pele". Os produtos mais usados são propilenoglicol, sorbitol e glicerina.
- **Princípios ativos mais comuns em hidratantes e nutritivos** – colágeno; elastina; ácido hialurônico e seus sais (como o hialuronato de sódio); sal sódico do ácido pirrolidona carboxílico (PCA-Na); reticulina; ureia; Pentaglycan®; aminoácidos da seda; placenta; sulfato de condroitina; vitaminas A e E; Phytossoms® de *Ginkgo biloba* e silimarina; nanosferas com bioativos; Saccharide Isomerate®, que é um derivado da D-Glicose do trigo, cuja composição é similar ao complexo de carboidratos endógeno do NMF (psicose, glutose, frutose, glicose, galactose, etc.); Aquaregul-K® (potássio PCA e extrato de *Opuntia ficus indica*), que é um hidratante osmorregulador; entre outros. (Ver bioativos no capítulo "Princípios ativos de uso cosmético".)

OS PRODUTOS COSMÉTICOS E OS TIPOS DE PELE

Ordem de uso	Pele acneica	Pele oleosa	Pele normal	Pele seca
HIGIENIZAÇÃO	sabonetes cremosos ou líquidos, loção de limpeza oil free (extratos de calêndula, agrião, alecrim)	leite de limpeza ou loção com água de rosas ou gel de limpeza (extratos de bardana, hamamélis, sálvia)	leite de limpeza (extratos de ginseng, malva, aveia, camomila)	leite de limpeza (extratos de tília, algas marinhas)
TONIFICAÇÃO	loção tônica e antisséptica com própolis, ácido glicirrízico	loção tônica adstringente com extratos de castanha-da--índia e hamamélis	loção tônica com pantenol, extrato de *Ginkgo biloba*	loção tônica com extrato de *Aloe vera*
HIDRATAÇÃO	gel hidratante com fator natural de hidratação NMF	gel, cremes ou loções oil free com ácido hialurônico e colágeno	creme-gel com esqualane, PCA-Na	creme com óleo de abacate e germe de trigo
NUTRIÇÃO	gel com timo, azuleno e lipossomas	loção ou creme oil free com pentaglycan® e aminoácidos da seda	creme com phytossoma® de *Ginkgo biloba*, vitamina E, óleo de macadâmia	creme ou loção com vitamina A, óleo de damasco e ceramidas

Obs.: Os princípios ativos apresentados no quadro são apenas ilustrativos.

Máscaras faciais

São produtos cosméticos de grande interesse e utilidade para o profissional de estética. Geralmente em sua aplicação se buscam propriedades de absorção (peles lipídicas) ou de adsorção de pigmentos (máscaras clareantes) e partículas poluentes (máscaras higienizantes).

Existem vários tipos de máscaras, que se diferenciam de acordo com suas características físico-químicas:

- géis;
- pós;
- líquidas/úmidas;
- ceras;
- pastas;
- plásticas.

Toda máscara deve ser de fácil aplicação e remoção e não deve conter em sua composição produtos que tenham ação sensibilizante. O efeito das máscaras está diretamente relacionado às substâncias ativas incorporadas. Esse efeito poderá ser adstringente, calmante, relaxante, nutritivo e emoliente.

Na forma de pós, as máscaras são particularmente úteis para o profissional de estética, pois podem ser preparadas no momento da aplicação, com loções previamente selecionadas em função do efeito desejado, sendo também interessantes por dar um efeito de espetáculo durante sua preparação. De modo geral, essas máscaras contêm caulim, bentonita, talco e outros silicatos coloidais, como o Veegum, terra de Fuller, argilas, etc. Algumas, as de efeito clareador, levam em sua composição peróxidos de zinco e de magnésio.

Máscaras úmidas são aquelas que não formam película e não secam; são produtos cosméticos oleosos que devem ser aplicados e deixados durante quinze a vinte minutos para que atuem.

Máscaras plásticas (também conhecidas como de textura "peel-off") são compostas por matérias-primas de secagem rápida que formam uma película plástica que poderá ser retirada integralmente. Para formar a película plástica, são utilizadas matérias-primas como álcool polivinílico, polivinil pirrolidona (PVP), polímeros acrílicos, etc. Essas máscaras podem ser utilizadas em todos os tipos de pele.

As ceras são máscaras oclusivas, utilizadas por sua ação tensora e por auxiliar na hidratação da pele, principalmente se o profissional de estética aplicar sob elas cremes ou loções com princípios ativos específicos, como vitaminas e hidrolisados de proteínas.

EFEITOS DOS PRINCÍPIOS ATIVOS SOBRE A PELE

Máscaras calmantes	Extratos vegetais de tília, camomila, calêndula, azuleno
Máscaras adstringentes	Extratos vegetais de alecrim, agrião, bardana, sálvia, hamamélis, castanha-da-índia
Máscaras nutritivas	Com vitaminas A e E, elastina, placenta, ginseng
Máscaras anti-inflamatórias e antiedematosas	Alfabisabolol, betaescina, ácido glicirrízico, azuleno

É importante que o pH da máscara seja compatível com o tipo de pele em que ela está sendo aplicada:

- máscaras adstringentes – pH entre 5,0 e 5,5;
- máscaras para pele normal – pH entre 5,0 e 6,0;
- máscaras nutritivas, calmantes – devem ter pH de ligeiramente ácido a neutro.

ALGUNS EXEMPLOS DE MÁSCARAS

- Máscara descongestiva tensora, hidratante e tonificante de argila verde (montmorilonita) – contém todas as substâncias com as quais se nutrem os corais e as espécies marinhas. Apresenta óxidos de silício, alumínio, cobre, ferro, magnésio, cálcio e de potássio, além de oligoelementos, como ferro, zinco, cobre, enxofre, sódio, iodo, etc. Contém ainda esqualeno vegetal.
- Máscara revitalizante – contém proteínas de soja, de levedura, shiitake e açúcar mascavo.
- Máscara anti-idade – contém peptídeos, como acetyl hexapeptídeo-8, e palmitoyl pentapeptídeo-3 (Argirilene e Matrixyl), que regeneram e equilibram a pele, restaurando suas propriedades protetoras. Contém ainda extrato fermentado de Pseudoalteromonas, ácido hialurônico, CoQ10 e extratos vegetais.
- Botophase mask – oferece à pele a capacidade de regeneração natural, proporcionando maciez e aparência natural a partir da primeira aplicação. É um hidrogel. O princípio ativo é o acetyl hexapeptídeo-8 (Argirilene).

- pH mask – é uma inovação para peeling. Contém uma combinação de ácido glicólico e ácido salicílico, associados a extrato de malva, além de ácido málico.
- Máscara clareadora – contém extrato de bearberry (uva ursi), calamina, óxido de zinco, cânfora e mentol. Possui propriedades secativas e descongestionantes.
- Tensine – é uma proteína do trigo. Forma uma película e exerce uma ação tensora imediata. Pode ser usado com outros ativos, como o Reffermine.
- Máscara para limpar profundamente, nutrir, reparar e restaurar o equilíbrio cutâneo – combina extrato de açaí (antioxidante), cacau e flocos de ouro (23 K), baunilha e uma argila do Marrocos ("rhassoul").
- Máscara suavizante – contém o extrato de Mullein (*Verbascum thapsus*), que tem propriedade emoliente, adstringente e anti-inflamatória. Contém ácidos graxos, minerais, mucilagem, saponinas e vitaminas.

Formulação de um produto cosmético

Em uma formulação ou composição cosmética vamos encontrar substâncias ou grupos de substâncias que vão compor as seguintes categorias:

- veículo ou excipiente;
- ativos ou princípios ativos;
- conservantes;
- corretivos;
- corantes;
- pigmentos;
- perfumes ou óleos essenciais.

- **Veículo ou excipiente** – geralmente constitui a maior parte da formulação, e, portanto, é o que vai determinar a forma física do cosmético. Por exemplo, no pó compacto o veículo é constituído por talco e caulim; na loção pós-barba, é constituído por uma solução hidroalcoólica. A natureza física e química do veículo influi na estabilidade dos princípios ativos, na forma de liberação, na facilidade de aplicação do cosmético, na duração da ação, etc.

- **Ativos ou princípios ativos** – substâncias químicas (sintéticas ou naturais) responsáveis pelo efeito que se deseja obter. Exemplos:
  - cloridróxido de alumínio – substância sintética utilizada como adstringente (antiperspirante) em desodorantes;
  - colágeno – bioativo de origem animal utilizado como hidratante;
  - flavonóis – bioativos de origem vegetal cuja ação é aumentar a resistência dos vasos sanguíneos; são antirradicais livres.
- **Conservantes** – substâncias que protegem o produto cosmético tanto de contaminações microbianas como de oxidações indesejáveis, assegurando, dessa forma, seu prazo de validade e segurança de uso.
- **Corretivos** – substâncias que vão corrigir a fórmula conforme o efeito desejado. São os espessantes, emulsificantes, sequestrantes e neutralizantes de pH.
- **Corantes e pigmentos** – de origem natural ou sintéticos, destinam-se a produzir sensações visuais ao usuário.
- **Perfumes ou óleos essenciais** – compostos por várias substâncias aromáticas que conferem ao produto sua individualidade.

Testes para avaliar formulações

Após a criação de uma fórmula cosmética, é importante que se proceda a alguns testes antes de fabricá-la e comercializá-la. São eles:

- **Testes de estabilidade** – objetivam comprovar a ausência de alterações de um produto quando submetido a variações de temperatura e à luz solar. A aprovação é dada geralmente após trinta dias, quando não se verificar nenhuma alteração em suas propriedades físicas (pH, viscosidade, cor, etc.) ou químicas (degradação de ativos, por exemplo). Avaliações devem ser conduzidas semanalmente até a finalização dos testes.

- **Testes de compatibilidade** – objetivam comprovar a ausência de interação entre os ingredientes da formulação e a embalagem. Neste caso, submete-se o produto, já em sua embalagem final, a várias temperaturas, durante certo intervalo de tempo. A aprovação é dada quando nenhuma alteração for verificada nos ingredientes ou na embalagem. Por exemplo, em formulações ricas em óleos, pode-se verificar a migração desses óleos através das paredes da embalagem, tornando-a pegajosa.
- **Testes de desafio** – são testes conduzidos na formulação com o objetivo de comprovar a resistência do produto à contaminação microbiana. Consistem em inocular, na fórmula desenvolvida, uma elevada quantidade de microrganismos (bactérias, leveduras e fungos). Faz-se, então, o acompanhamento do número de microrganismos mortos através de avaliações frequentes e durante trinta dias, que é o período de duração dos testes. A aprovação é dada quando a formulação for capaz de reduzir a população microbiana a níveis estabelecidos, em geral, por compêndios oficiais, como a United States Pharmacopoea (USP) ou a Cosmetics and Toiletries Fragrance Association (CTFA).
- **Testes de irritação primária** – objetivam verificar se a formulação não é causadora de irritação dérmica. Isso pode ser avaliado em animais de laboratório, *in vitro* e, posteriormente, em humanos.

- **Testes de irritação ocular** – são obrigatórios em xampus infantis, rímeis e delineadores. Os testes podem ser conduzidos em animais e, atualmente, *in vitro*.

ATENÇÃO: Todos os testes descritos têm por objetivo dar segurança de uso ao consumidor.

RE nº 560, de 2/4/2002, determina a publicação do Guia para Realização de Estudos de Estabilidade. Em maio de 2004, em Séries Temáticas da Anvisa, é publicado o 1º volume - QUALIDADE - Guia de Estabilidade e Compatibilidade.

Fabricação e controle de qualidade de produtos cosméticos

A fabricação de produtos cosméticos envolve uma sucessão de operações que vão desde a pesagem das matérias-primas até sua mistura em equipamentos apropriados. Essas operações são realizadas de forma ordenada e programada (temperaturas controladas, tempo de agitação, etc.).

De modo geral, o produto cosmético é uma mistura homogênea (solução) ou heterogênea (suspensão ou emulsão).

Todo o processo de fabricação segue um conjunto de ações abrangentes descritas no Manual de GMP (Good Manufacturing Practices, isto é, Boas Práticas de Fabricação). Essas normas de procedimentos tratam também da higiene no trabalho, limpeza e sanitização de equipamentos de fabricação e envase, etc.

Os produtos fabricados são avaliados pelos analistas, sendo submetidos a controles físicos, químicos e microbiológicos.

- **Controles físicos e físico-químicos** – avaliam-se rotineiramente a cor, o odor, a viscosidade, o pH e a densidade de um produto. Em cada um desses quesitos, alguns fatores precisam ser considerados:

- *cor* – é muito importante essa avaliação, já que o formulador deve adequar o produto desenvolvido à cor, dentro das expectativas do consumidor. Exemplo: xampu de camomila deve ser amarelo-claro, já que condiz com a cor dessa planta. A avaliação da cor pode ser feita visualmente ou com a ajuda de aparelhos, mas sempre será utilizado um padrão, que servirá de comparação, ou um número, conforme uma escala de cores;
- *odor* – determina-se pelo olfato, tendo um padrão como referência. Essa avaliação é importante não só para os produtos fragranciados (colônias, extratos, etc.), mas também para os produtos cosméticos de tratamento de beleza. Assim, muitas vezes o odor caracteriza o benefício. Exemplo: loções ou cremes de limpeza em que o perfume caracterizará o frescor. Também certos flavorizantes (odores de frutas, caramelo, etc.) são necessários em determinadas formulações (brilho para lábios sabor morango, por exemplo), e devem ser avaliados.

  No controle de rotina, é importante que se avalie o perfume, pois ele pode sofrer alterações devido a vários fatores, como temperaturas elevadas durante o processo de fabricação. Quando se trata de produtos cosméticos para tratamento de beleza, deve-se dar preferência àqueles pouco fragranciados, pois o risco de processos alérgicos aumenta com a presença de certos óleos essenciais;

ATENÇÃO: O perfume é adicionado a esses produtos com a finalidade de mascarar odores pouco agradáveis de certas matérias-primas naturais e não para encobrir odores de matérias-primas de má qualidade.

- *viscosidade* – simplificando, podemos dizer que a viscosidade de uma substância é medida pela resistência ao escoamento que ela oferece. Essa propriedade também é conhecida como consistência. Há aparelhos específicos para determinar a viscosidade de matérias-primas e produtos.

  Em função da viscosidade do produto escolhe-se a embalagem que o conterá. Durante o uso desse produto, sua viscosidade facilitará ou dificultará a aplicação sobre a pele ou os cabelos. Exemplo: uma tintura capilar muito fluida prejudicará sua aplicação e, portanto, o benefício;

- *pH* – significa potencial hidrogeniônico (H^+). De maneira simplista, podemos dizer que o pH mede a quantidade de (H^+) e (OH^-) existente em um meio (solução ou emulsão), indicando, portanto, se o meio está ácido ou alcalino (básico). Por meio de cálculos, os estudiosos simplificaram essa medição para uma escala:

0 ____________ 7,0 ____________ 14
ácido   neutro   alcalino

pH neutro	=	7,0	quando	$[H^+]$	=	$[OH^-]$
pH ácido	<	7,0	quando	$[H^+]$	>	$[OH^-]$
pH alcalino	>	7,0	quando	$[H^+]$	<	$[OH^-]$

Existem aparelhos (peagâmetros) para essa finalidade: alguns apresentam uma escala como a mostrada acima; outros dão diretamente o valor do pH (digitais). Existem também tiras de papel (tornassol ou universal) que indicam o pH por meio da mudança de cor de determinados corantes, chamados indicadores. Exemplo: fenolftaleína.

O pH dos produtos cosméticos varia em função de sua aplicabilidade. Assim, produtos de permanência prolongada sobre a pele devem ter um pH de 4,0 a 7,0, isto é, o pH deve se aproximar o máximo possível do pH cutâneo, que varia de 4,5 a 5,5.

Para os de permanência curta sobre a pele, higienizantes, por exemplo, o pH pode ser ligeiramente alcalino (até 8,0), pois as matérias-primas utilizadas (detergentes) atuam bem dentro desse pH. Extremos de pH (abaixo de 3,0 ou acima de 8,0) podem ocasionar desestruturação da queratina ou remoção excessiva do sebo, causando ressecamento da pele. O pH cutâneo pode variar em função da região do corpo. O das axilas é aproximadamente 6,5. A acidez cutânea deve-se provavelmente à liberação de ácidos graxos a partir do desdobramento dos lipídios (triglicéridos que constituem o sebo);

- *densidade* – propriedade física cujo valor é calculado em função da massa (em g) e do volume (em cm^3) de uma dada substância pura (líquida ou sólida) ou mistura. Exemplo: a água a 25 °C tem densidade igual a 1,000; isto significa que 1 g de água, a essa temperatura, ocupa um volume de 1 cm^3. Adicionando-se sal a essa água, a densidade aumenta. Já a mistura água-álcool etílico apresenta densidade menor que 1,000. Portanto, nas misturas, a densidade das substâncias adicionadas interfere na densidade final.

  Exemplo: se um pedaço de isopor e um de chumbo forem atirados em um recipiente contendo água, o chumbo afundará e o isopor flutuará, pois o chumbo é mais denso que a água, e o isopor, menos denso. Em outras palavras, em qualquer volume de chumbo há mais matéria do que no mesmo volume de água. Em qualquer volume de água há mais matéria do que no mesmo volume de isopor.

Exemplo	Massa (g)	Volume (cm^3)	Densidade (g/cm^3)
CHUMBO	56,5	5,0	11,3
ÁGUA	5,0	5,0	1,000
ISOPOR	0,1	5,0	0,02

Assim, conhecendo-se a massa e o volume de uma substância, chega-se à densidade; para tanto é preciso aplicar a seguinte fórmula:

$$D = \frac{\text{massa (g)}}{\text{volume (cm}^3\text{)}}$$

Conhecendo-se a densidade de um produto, dimensiona-se a embalagem que o conterá. Durante a fabricação deve-se avaliar a densidade com o objetivo principal de detectar se houve incorporação de ar no produto (a densidade diminui). Em decorrência desse fato, pode haver problemas não só de diminuição da quantidade do produto dentro da embalagem, mas também de sua estabilidade, podendo mesmo alterar seu prazo de validade, que será mais curto. A presença do ar (oxigênio) pode alterar a cor, o odor e/ou desestabilizar a emulsão. Existem aparelhos específicos para essa avaliação.

- **Controles químicos** – eventualmente recorre-se a reações químicas (neutralização, hidrólise, oxirredução, etc.) para a avaliação de determinados ativos da formulação. Exemplos: comprovação do teor de protetores solares, antimicrobianos, etc.

Matérias-primas

"Matéria-prima é qualquer substância envolvida na obtenção de um produto a granel que faça parte deste na sua forma original ou modificada." (Anvisa, RDC nº 48/2013)

A composição dos produtos cosméticos, mostrada em sua embalagem, deve ser descrita qualitativamente por meio da designação genérica, utilizando a codificação de substâncias estabelecidas de acordo com a Nomenclatura Inci (International Nomenclature of Cosmetic Ingredient). Porém, o nome Inci pode ser traduzido no rótulo do produto, levando-se em conta nossa ortografia; e, tratando-se de extrato, podem (ou não) ser considerados os nomes comuns de nossa flora (RDC nº 7 de 10/2/2015 – Anexo V).

As matérias-primas podem ser substâncias puras (água, propileno, glicol, etc.) ou misturas (ex.: Regu-Age®, um complexo ativo).

ÁGUA

De acordo com a RDC nº 48/2013, o fabricante é o responsável pela caracterização da água, e esta deve atender, no mínimo, aos requisitos básicos de potabilidade.

Classificação:

1. Água potável – é destinada ao consumo humano. É controlada e fornecida geralmente pelo município. Deve atender

a padrões microbiológicos, físicos, químicos e radioativos, estabelecidos na Portaria do Ministério da Saúde nº 518 de 25/3/2004 – Artigo 4-I.

2. Água de processo – é a água potável (ou de poços artesianos ou de outra fonte) submetida a tratamento especial para a devida adequação aos parâmetros estabelecidos pelo fabricante de cosméticos. O tratamento da água é promovido, principalmente, por resinas iônicas, osmose reversa, obtendo-se assim água desmineralizada. Isso significa que a água deve estar isenta ou, pelo menos, conter baixíssimos níveis de elementos como cálcio, magnésio, ferro, etc. A presença desses elementos pode causar, posteriormente, rejeições do produto final, como mudança de coloração, precipitações de ativos, mudança de pH, etc.

   Sob o ponto de vista microbiológico, procura-se reduzir a flora microbiana da água através do aquecimento. O fabricante de cosméticos deve ficar atento quanto à sua qualidade microbiológica, pois a Anvisa estabelece níveis para o produto final (RDC nº 481 de 23/9/99). Um desses parâmetros é a ausência de microrganismos patogênicos, como *P. aeruginosae*, *S. aureus* e coliformes totais por g ou mℓ do produto fabricado.

3. Água purificada – é destinada a aplicações especiais. Suas especificações físicas, químicas e microbiológicas são estabelecidas por publicações oficiais (farmacopeias brasileira, norte-americana e outras em suas edições atualizadas).

   Algumas indústrias de cosméticos seguem essas especificações.

Quanto à natureza química, as matérias-primas podem ser:

Inorgânicas

- **Origem natural** – talco, caulim, bentonita, etc.
- **Origem sintética** – carbonato de cálcio, etc.

Uma classe importante de matéria-prima inorgânica, principalmente para a estética corporal, é a dos oligoelementos ou oligominerais.

Orgânicas

- **Origem natural** – obtidas de vegetais (extratos de centelha asiática, alecrim, etc.), de animais (colágeno, extrato de timo, etc.) e de minerais (vaselina, óleo mineral, etc.).
- **Origem sintética** – ácido salicílico, cânfora, etc.
- **Origem semissintética** – substâncias naturais que, por necessidade de melhorar sua ação, foram modificadas em laboratórios. Exemplo: forma lipossolúvel da vitamina C.

Quanto aos benefícios (para a pele ou para a formulação), as matérias-primas classificam-se em:

Tensoativas

São substâncias que, por possuírem em sua estrutura molecular grupos com afinidade pela água (hidrofílicos) e por lipídios (lipofílicos), têm a capacidade de diminuir a tensão superficial ou interfacial de um sistema. São os higienizantes, emulsificantes, condicionantes e antimicrobianos.

PROPRIEDADES

- **Diminuição da tensão superficial e interfacial** – qualquer superfície líquida aparentemente em repouso está em constante movimento devido às forças de atração existentes entre as moléculas. Essas forças são iguais em todos os lados, portanto se anulam. No entanto, na superfície e nas interfaces do sistema, essas forças são desequilibradas, resultando então numa força que tende a arrastar as moléculas da superfície para o interior do líquido. Existe uma energia livre denominada tensão, que pode ser superficial ou interfacial:
  - *tensão superficial* – é a força existente entre a superfície de um líquido e um gás. Exemplo: qualquer líquido e o ar atmosférico;
  - *tensão interfacial* – são as forças intermoleculares, de menor intensidade, existentes na interface de dois líquidos imiscíveis. Exemplo: água e óleo.
- **Umectância** – capacidade que uma substância líquida possui de umedecer ou molhar uma superfície sólida. Quanto maior a umectância, mais rápida a ação do tensoativo. Esta propriedade tem muita importância na formulação de loções higienizantes (xampus e loções de limpeza) para remoção de detritos.
- **Detergência** – capacidade que o grupo polar possui de arrastar detritos e impurezas de uma superfície, que tanto pode ser uma fibra têxtil quanto capilar ou da capa córnea.

- **Espumógena** – pode-se definir espuma como a dispersão de um gás em um líquido. Alguns tensoativos (aniônicos e anfóteros) têm poder espumógeno maior que os demais.
- **Estabilização da espuma** – alguns tensoativos têm a propriedade de estabilizar, ou seja, não permitir que a espuma formada logo desapareça. Essa propriedade é importante, principalmente em xampus. Exemplo: as alcanolamidas.

ESTRUTURA MOLECULAR

Todo tensoativo possui, na mesma molécula, um grupo polar solúvel em água, chamado grupo hidrófilo ou radical hidrofílico, e outro apolar insolúvel em água, chamado grupo lipófilo ou radical lipofílico (ou hidrofóbico, isto é, que tem aversão à água) e é constituído por ácidos ou alcoóis graxos.

Essa dupla polaridade dos tensoativos é chamada estrutura anfifílica (do grego *anfi* = ambos, de um e outro lado; e *filia* = = afinidade, amizade).

A classificação dos tensoativos está baseada na estrutura química do seu grupamento polar (hidrofílico):

- com carga negativa é aniônico. É representado pelos detergentes (ex.: lauril éter sulfato de sódio), utilizados em xampus e sabonetes líquidos;
- com carga positiva é catiônico (ex.: cloreto de cetrimônio, utilizado em condicionadores para os cabelos). Esses compostos têm também atividade antimicrobiana, sendo utilizados em desodorantes (ex.: cloreto de cetiltrimetil amônio);
- sem carga positiva ou negativa são os tensoativos não iônicos. São normalmente utilizados como agentes emulsionantes em formulações de cremes ou loções (ex.: alcanolamidas de ácidos graxos);

- com carga positiva ou negativa, dependendo do pH do meio em que estão solubilizados, são os tensoativos anfóteros (ex.: derivados da imidazolina, um tensoativo suave, de baixíssima irritabilidade para os olhos, constituindo formulações de xampus especiais, como os de uso infantil).

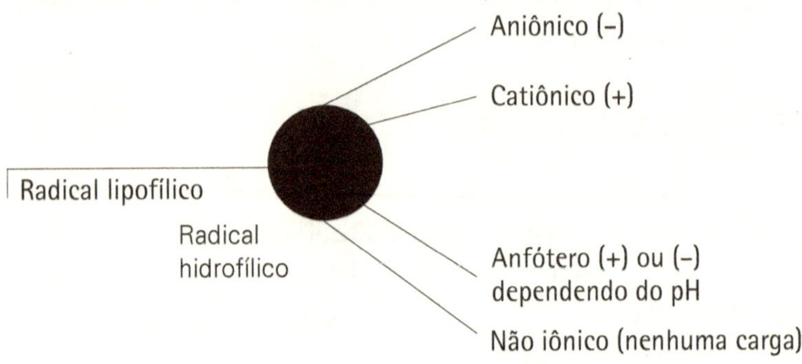

Emolientes

São matérias-primas destinadas a evitar ou atenuar o ressecamento da pele. Essas substâncias exercem ação de emoliência (do latim *mollire* = abrandar, suavizar). Encontramos, dentro dessa categoria, vários compostos de funções orgânicas diversas como ácidos graxos (por exemplo, ácido palmítico), alcoóis graxos (álcool cetílico e outros), ésteres (palmitatos, oleatos, etc.).

Umectantes

São matérias-primas com propriedades higroscópicas, isto é, capazes de absorver água do ambiente, "molhando" a superfície da pele e melhorando, assim, sua aparência. Trazem benefícios também aos produtos cremosos, pois evitam ressecamento da superfície do creme durante o uso. Exemplo: glicerina, propileno glicol, etc.

Espessantes

São matérias-primas utilizadas em uma formulação para corrigir sua viscosidade ou para dar ao cosmético a forma de gel.

Hidratantes

São matérias-primas higroscópicas intracelulares, ou seja, substâncias que intervêm no processo de reposição do teor de água da pele de maneira ativa. Por isso, diferenciam-se dos umectantes, que são um processo passivo. Exemplo: PCA, ácido hialurônico, etc.

Conservantes

São matérias-primas utilizadas em uma formulação com o objetivo de preservá-la de oxidações e ataques microbianos (substâncias preservantes). Exemplos: os parabenos, o fenoxietanol e outros sintéticos são ainda utilizados. Porém, nesta categoria de matérias-primas, a tendência é também substituir os compostos químicos sintéticos por outros, obtidos de plantas. Um exemplo é o conservante obtido do extrato de *Artemisia princeps* e o extrato das sementes de grapefruit. O óleo essencial da *Artemisia* também possui alta atividade antibacteriana, e o extrato da flor da *Lonicera caprifolium* (madressilva) é ativo contra bactérias Gram-positivas e negativas, e contra fungos e leveduras.

Quelantes ou sequestrantes

São compostos que têm a propriedade de complexar íons metálicos polivalentes (cálcio, ferro, etc.). Esses íons são removidos da solução em que se encontram e então ligados a uma estrutura cíclica, cuja estabilidade é notável. Esses íons podem estar contidos na água de processo, daí ser necessário o tratamento da água por desmineralização. Podem também estar contidos em matérias-primas e/ou equipamentos utilizados. Por exemplo, esse tipo de substância é importante em formulações de xampus para evitar que o íon cálcio interfira na produção de espuma.

Bioativas

Por sua importância na cosmética atual, essas matérias-primas serão estudadas em um capítulo especial.

Perfumes

O perfume ou essência é uma mistura concentrada formada pela associação de matérias-primas que apresentam aroma, podendo ser de origem natural ou sintética.

Exemplos: essências naturais de origem vegetal – jasmim, rosa, lavanda (extraídas das flores), hortelã, eucalipto (folhas ou talos), cedro, sândalo (madeira), laranja, limão (casca dos frutos); essências naturais de origem animal – almíscar e âmbar são as mais conhecidas; essências sintéticas – uma grande variedade de aldeídos, eugenol, acetato de benzila, salicilato de benzila, etc.

Corantes, pigmentos e pérolas

- **Corantes** – qualquer substância que dá cor, tinge uma superfície, no caso, cosmética (a pele, mucosa e anexos – unhas e cabelos). Podem ser:
  - *naturais* – muito utilizados no passado. Alguns ainda são usados em alimentos e produtos farmacêuticos, como os carotenoides e a clorofila. O carmim é utilizado em cosméticos;
  - *sintéticos* – em geral substâncias orgânicas cíclicas aromáticas.
- **Pigmentos** – são corantes, em sua maioria insolúveis em solventes orgânicos e água. Apresentam-se, em geral, sob a forma de pó. A diferença entre corante e pigmento é que este deve apresentar alto poder de cobertura. Classificam-se em:
  - *inorgânicos* – óxidos metálicos (de ferro, titânio, cobre, cromo), metais em pó (ferro, alumínio), cromatos de chumbo e ferrocianetos férricos;
  - *orgânicos* – podem ser de origem animal (melanina), vegetal (carotenos), mineral (negro-de-fumo) e lacas (corantes transformados em pigmentos pela cobertura de certos substratos, como o sulfato de bário e de cálcio).
- **Pérolas** – apresentam-se principalmente na forma de pó, em dispersões oleosas ou em nitrocelulose. São utilizadas para dar brilho, cintilância. Exemplos: mica (silicato de alumínio e magnésio) e oxicloreto de bismuto.

PRINCIPAIS MATÉRIAS-PRIMAS DE USO EM COSMÉTICA

Categoria	Função/Nome	Formas Cosméticas
TENSOATIVOS	**Aniônicos:** sabões de ácidos graxos	Sabonetes cremosos
	• Lauril sulfato de sódio (ou de TEA ou de amônia) • Lauril éter sulfato de sódio (ou de TEA ou de amônia)	Loções de limpeza, sabonetes cremosos. São também utilizados para o "amolecimento de comedões"
	• Lauril éter sulfo-succinato de sódio	Mesmo uso que os anteriores, sendo menos agressivo
	Catiônicos: compostos de amônio quaternário – cloreto de trimetilamônio (Cetac) ou brometo (Cetab)	Antimicrobianos, utilizados em desodorantes e em alguns xampus anticaspa
	• Sais de dialquildimetilamônio • Cloreto de benzalcônio	Condicionadores para os cabelos
	Não iônicos: monoetanolamidas e dietanolamidas de ácidos graxos de coco	Xampus como agente sobre-engordurante, estabilizador de espuma, doador de viscosidade Sabonetes líquidos
	• Mono e diestearato de etilenoglicol	Xampus como agente perolizante
	• Estearato de polietilenoglicol	Emulsificante
	• Mono e diestearato de glicerila	Emulsificante
	Anfóteros: betaína de coco, cocoamidopropilbetaína, cococarboxianfoglicinato de sódio	Usados em cremes, loções cremosas, sabonetes líquidos, xampus mais suaves (infantis) Géis higienizantes
EMOLIENTES	**Hidrocarbonetos oleosos/ceras:** óleo mineral, vaselina, parafina, ozoquerita, ceresina, cera microcristalina, polietileno, esqualene	Aparecem praticamente em todas as formulações: cremes emulsionados A/O e O/A; cremes anidros (batom, blush em bastão e em creme); emulsões fluidas (leites e loções cremosas); demaquilantes
	Ácidos carboxílicos graxos • Saturados: láurico, esteárico, mirístico, palmítico, etc. • Insaturados: oleico, linoleico, etc.	

(cont.)

Categoria	Função/Nome	Formas Cosméticas
	Alcoóis graxos • Saturados: laurílico, cetílico, estearílico, miristílico, etc. • Insaturados: oleílico, etc.	
	Esteróis: colesterol e derivados	
	Ésteres de ácidos graxos e glicerol • Glicéridos: mono e diglicéridos (mono e diestearato de glicerila) • Triglicéridos: óleos vegetais fixos (de abacate, semente de uva, girassol, macadâmia, etc.)	
	Ésteres de ácidos graxos e alcoóis graxos sintéticos (líquidos ou pastosos): miristato de isopropila, palmitato de isopropila **Nota**: alguns desses ésteres são etoxilados, o que melhora as características de emulsificação e textura da forma cosmética.	
	Ceras ou céridos: cera de abelha, espermacete (animal), cera de carnaúba, candelila (vegetal), estearato de cetila (sintética), etc.	
	Estéridos: lanolina anidra e derivados	
	Silicones oleosos: dimetilpolisilane e seus copolímeros	
	Fosfolipídios: lecitina Emoliente que possui bom poder de penetração na pele	
	Amidas de ácidos graxos e etoxilados	

(cont.)

Categoria	Função/Nome	Formas Cosméticas
UMECTANTES	Propilenoglicol Glicerina Etilenoglicol Polietilenoglicol Lactatos PVP	Praticamente em todas as formas cosméticas: cremes, loções, géis. Também auxiliam a boa aparência dos cremes
HIDRATANTES	**Polissacarídeos:** ácido hialurônico, mucilagem (extrato de *Aloe vera*, algas, etc.) **Aminoácidos e proteínas:** PCA (ácido pirrolidincarboxílico), hidrolisado de colágeno, elastina, etc. **Proteínas conjugadas** **Glicosaminoglicanos (pentaglicanos)** **NMF**	Cremes, soluções ionizáveis, loções, loções cremosas, pós, etc.
BIOATIVOS	Piteira: é um filtrado obtido da fermentação do arroz para obtenção do saquê. Contém vitaminas, minerais, aminoácidos e ácidos orgânicos	Cremes, loções para restauração cutânea por um processo natural de reepitelização
ESPESSANTES	**Inorgânicos**: silicatos coloidais (bentonita, *veegum*, etc.) **Derivados da celulose:** carboximetilcelulose, hidroxietilcelulose, etc. **Polímeros** • Vinílicos: carbopol, PVP, álcool polivinílico • Polissacarídeos: amido, ágar-ágar, carragenatos, gomas (guar, karaya, tragacante), alginatos, etc.	Praticamente em toda forma cosmética que necessite de mais viscosidade, e, em particular, para a formação de géis

(cont.)

Categoria	Função/Nome	Formas Cosméticas
PRESERVANTES	Ésteres do ácido benzoico com função fenólica ou parabenos: p-hidroxibenzoato de metila (nipagin) p-hidroxibenzoato de propila (nipasol) Também existem os de etila e butila **Outros grupos** • imidazolidinilurea (germall) • isotiazolonas • álcool benzílico • álcool etílico (acima de 20%) • fenoxietanol • p-clorometaxilenol	Os preservantes aparecem praticamente em todas as formulações, e a escolha de um deles ou associação de vários dependerá do pH de outros itens da formulação (devido à compatibilidade, etc.)
ANTIOXIDANTES	BHT: ter-butilidroxitolueno BHA: ter-butilidroxianisol Vitamina C (ácido ascórbico) Vitamina E (tocoferol) Hidroquinona, bissulfito de sódio, etc.	Aparecem nas várias formas cosméticas; a escolha vai depender do uso a que se destina o cosmético
SEQUESTRANTES	EDTA: etilenodiamino tetracético ou sequestrol ou versene Ácido cítrico, ácido fosfórico e derivados Nota: os ácidos cítrico e fosfórico são utilizados como sinérgicos para alguns antioxidantes.	Cremes, sabonetes e principalmente xampus

IMPORTANTE

O profissional de estética e o consumidor em geral devem consultar, na embalagem do produto, os ingredientes que fazem parte da formulação, confirmando assim os benefícios apregoados pelo fabricante. Ex.: Produto e respectivo "claim": Modelador facial com Tensine & Resveratrol. Esses nomes não aparecem na lista de ingredientes e sim no nome Inci. No caso do Tensine = proteína do trigo (*Triticum vulgare*); quanto ao resveratrol = extrato da raiz de *Polygonum cuspidatum* ou outro vegetal que o contenha.

Permeabilidade cutânea

É a capacidade que a pele tem de deixar passar, seletivamente, certas substâncias em função de sua natureza química ou de determinados fatores.

Sabe-se que a epiderme é praticamente impermeável a todas as substâncias não gasosas. E essa é uma característica de sua função protetora. Se não fosse assim, seria possível provocar fenômenos de sensibilização pela aplicação de algumas substâncias (especialmente proteínas), ou seria fácil a penetração de microrganismos através dessa barreira que é a pele.

Permeabilidade cutânea em função da natureza química das substâncias

A pele é:

- **permeável**, de modo geral, aos gases verdadeiros e a substâncias voláteis (éter, por exemplo). O mecanismo pelo qual atravessam a pele é o da difusão, e segue as leis da física;
- **relativamente permeável** a determinadas substâncias lipossolúveis, como hormônios esteroides, vitamina D e provavelmente vitamina A. Também os derivados fenólicos (resorcina, hidroquinona e o próprio fenol) são absorvidos em graus variados;

- **praticamente impermeável** a eletrólitos, proteínas e carboidratos. Por exemplo, a penetração de sais é desprezível, a menos que sejam ionizados. No caso das proteínas e carboidratos, sua impermeabilidade se deve ao tamanho de suas moléculas e à pouca lipossolubilidade. Porém essa dificuldade pode ser contornada se o peso molecular (PM) for reduzido por meio de reações de hidrólise e subsequente ionização.

FATORES QUE AFETAM A PERMEAÇÃO DA PELE

BIOLÓGICOS/FISIOLÓGICOS

- **Espessura da epiderme** – na pele hiperqueratósica, por exemplo, a permeabilidade é dificultada. Para resolver esse problema é utilizado um esfoliante. Por exemplo, gommage.
- **Idade** – devido ao espessamento da capa córnea e à falta de hidratação, em indivíduos idosos a penetração de ativos é mais difícil.
- **Fluxo sanguíneo** – quando hiperêmica, a pele se torna mais permeável. Por exemplo, o frotamento e a massagem, além de certos ativos, podem estimular a absorção pela ativação da circulação.
- **Hidratação** – quanto mais hidratada a pele, melhor é a permeabilidade.
- **Região da pele** – mucosas e regiões com grande número de orifícios pilossebáceos ou muito vascularizadas são mais permeáveis.
- **Capacidade de associação** a outras substâncias da pele.

- **pH da pele** – o pH normal é aproximadamente 5,0, portanto ácido. A alcalinidade aumenta a permeabilidade cutânea.

FÍSICOS/QUÍMICOS

Melhoram a permeação cutânea:

- **peso molecular baixo**;
- **emulsões O/A**;
- **estado de ionização do produto a ser aplicado** (princípio da ionoforese);
- **concentração do ativo**, poder de difusão da substância considerada;
- **pH alcalino**;
- **temperatura elevada**;
- **clima quente e úmido**.

VEÍCULOS

Vantagens:

1) **Poder de penetração e liberação de ativos** (lipossomas, nanosferas, fitossomas).
   - *Lipossomas*:
     - sistema utilizado na veiculação de princípios ativos para o interior da epiderme. Isto é obtido graças à afinidade dessas estruturas unilamelares ou multilamelares com os fosfolipídios cutâneos;
     - possuem diversas finalidades de acordo com os princípios ativos que veiculam (enzimas, vitaminas, extratos vegetais, produtos farmacêuticos, filtros solares, etc.);

- geralmente são constituídos por fosfolípides, como fosfatidilcolina com ou sem colesterol. Também podem ser feitos de éteres de poliglicerol ou ceramidas;
- concentração usual: 1% a 3% em géis e cremes não iônicos.

▪ *Nanosferas®*

- polímeros elaborados de poliestireno, cuja estrutura matricial é microporosa;
- vantagens:

  a) protege os ativos das interações com o meio ambiente;

  b) liberação gradual de princípios ativos;

  c) produtos estáveis na presença de tensoativos.

▪ *Ciclodextrinas*

- são compostos cíclicos formados pela degradação do amido realizada pela enzima ciclodextrina glicosiltransferase. Por causa de seu arranjo tridimensional, suas moléculas apresentam um espaço (cavidade) interno apolar, que pode abrigar uma grande variedade de compostos ativos. Propriedades: aumentam a estabilidade de compostos suscetíveis à luz, à temperatura e à oxidação.

▪ *Thalasphere®*

- são macroesferas de colágeno marinho, recobertas por uma película de GAGs.

2) **Poder lipossolvente**

- veículos baseados em surfactantes, com propriedades desengordurantes, podem melhorar a absorção percutânea, pois retiram a barreira lipídica, etc.).

TRAUMÁTICOS

- **Se a pele estiver alterada**, a penetração será facilitada. É o caso de ferimentos ou certas afecções.

IONOFORESE

É o processo pelo qual se realiza a introdução de produtos cosméticos por meio de corrente galvânica. Apenas substâncias ionicamente dissociadas ou substâncias covalentes polares podem ser introduzidas por este método.

Princípios ativos ou substâncias ionizadas

A penetração desses íons se dá através do folículo pilossebáceo. Os fatores que influenciam a quantidade de penetração dos princípios ativos ionizados são:

- o tempo de passagem da corrente elétrica;
- a intensidade da corrente elétrica.

Substâncias ou princípios ativos ionizados mais utilizados

- salicilato de sódio;
- placenta;
- colágeno;
- fator natural de hidratação cutânea (NMF);
- ureia.

GRAUS DE PERMEAÇÃO CUTÂNEA EM RELAÇÃO AOS TIPOS DE PELE

- **Peles lipídicas e alipídicas** – em geral têm grau de penetração menor devido à obstrução dos orifícios pilossebáceos, ao seu pequeno número ou à sua ausência.
- **Pele hidratada** – quanto mais hidratada, maior a permeabilidade cutânea.

VIAS DE PENETRAÇÃO

- **Transepidérmica** – a penetração é muito lenta, mas, em função da grande extensão desse órgão (a pele), essa via tem uma importância considerável. Pode ser intercelular ou transcelular.
- **Transanexial** – orifícios pilossebáceos e folículos pilosos; são considerados as zonas de melhor penetrabilidade, e, mesmo perfazendo somente cerca de 1%, têm muita importância.

Princípios ativos de uso cosmético

Os princípios ativos são responsáveis pela ação característica de cada cosmético. Por exemplo, há cosméticos de ação adstringente, em que os ativos podem ser extratos vegetais ricos em taninos; de ação anti-inflamatória, em que o ativo pode ser o alfa-bisabolol; de ação antisséptica, como é o tea tree oil, etc. Podem ser de origem vegetal, animal, obtidos sinteticamente ou por biotecnologia.

Bioativos de origem vegetal

Cada vez mais e em nível mundial cresce o que tem sido chamado de "onda verde", isto é, o interesse pela utilização de produtos vegetais, tanto do ponto de vista farmacológico como do cosmetológico. E essa utilização abrange extratos, óleos fixos, óleos essenciais e manteigas.

- **Extratos** – são preparações líquidas obtidas pela extração de seus princípios ativos por diversos métodos, veiculados geralmente em propileno glicol, dando origem aos extratos glicólicos, muito utilizados em produtos cosméticos. Podem ser obtidos da planta toda ou somente das folhas ou dos frutos, das raízes ou das cascas (do tronco ou dos frutos) e, recentemente, das células-tronco de algumas espécies. Dentre esses princípios ativos, temos:

1) Os polifenóis (na forma livre ou ligada a açúcares ou proteínas) formam uma das principais classes de metabólitos secundários das plantas, com uma enorme variedade de estruturas química que incluem pelo menos um anel aromático com uma ou mais hidroxilas fenólicas, sendo que as funções também variam em função dessas estruturas. Para as plantas, os polifenóis são responsáveis pela pigmentação (antocianinas), pelo crescimento, pela proteção contra patógenos e agressões ambientais, etc. Com base em suas estruturas – isto é, na maneira pela qual os anéis aromáticos ligam-se uns aos outros –, os polifenóis se classificam em quatro famílias:

- flavonoides (flavonas, flavononas, catequinas, antocianidinas e antocianinas);
- ácidos fenólicos – elágico, os derivados fenólicos do ácido benzoico (salicílico, gentísico, vanílico, gálico) e derivados do ácido cinâmico (ácido cumárico, caféico, ferúlico, sináptico).

Os ácidos fenólicos também podem ligar-se entre si ou com outros compostos. Exemplo: ácido clorogênico (associação do ácido quínico com o ácido caféico). Os flavonoides como a cianidina, pelargonidina ou delfinidina se associam a açúcares, originando as antocianinas – essas ligações conjugadas resultam nas cores azul, vermelho e roxo das flores e da parte externa de frutos (blueberries, berinjela, etc). As antocianidinas não apresentam grupos glicolisados. Outro exemplo são os taninos, polifenóis de alto peso molecular (entre 500 e 3000 Dalton), que formam compostos complexos com outras macromoléculas, sendo divididos em dois grupos hidrolisáveis (ésteres de ácidos gálicos e elágicos glicosilados) e condensados ou protocianidinas. Os taninos apresentam a propriedade de precipitar proteínas, tendo ação adstringente, antisséptica e cicatrizante.

- lignanas e isoflavonas – as lignanas são micromoléculas dímeras formadas por uma unidade p-hidroxifenilpropano, mas também podem ocorrer como monômeros, como o coniferol (álcool 4-hidroxi-3-metoxicinamílico). As isoflavonas têm estrutura química comparada ao estradiol (hormônio humano) e, portanto, são classificados como fitohormônios. São formadas de três agliconas: genisteína, daidzeína e gliceteína. A soja é um dos vegetais que contêm maior quantidade de isoflavonas.
- estilbenos – ex.: resveratrol, que é um polifenol (3,4,5-stilbenetriol) encontrado nas sementes e na casca de uvas pretas e na película que envolve o amendoim.

Suas funções em produtos cosméticos:

- antioxidante – existem aproximadamente cinco mil polifenóis com atividade antioxidante comprovada;
- modulador da atividade de algumas enzimas específicas;
- antimicrobiano;
- antialérgico e anti-inflamatório.

2) Saponinas – são heterosídeos cuja parte não glicídica (genina ou grupo aglicônico) pode ser de natureza esteroidal ou triterpênica. Tem ação anti-inflamatória. Exs.: escina e glicirrizina.

3) Mucilagem e gomas – quimicamente, são compostos de natureza glucosídica (pentoses, hexoses ou ambas combinadas com ácidos complexos, como polímeros de ácidos urônicos). Por hidrólise das mucilagens, obtemos galactose e arabinose. A mucilagem é um produto normal das plantas e pode ser obtida de algas (ricas em carrageninas, caracterizadas pela existência de ésteres sulfúricos de poli-holosídeos); de folhas (ex.: *Aloe vera*); ao redor de sementes (linho); de raízes (alteia); e de tubérculos (salepo, rico em mananas). Propriedades: poder de absorção de água, formando uma matriz hidrofílica, anti-inflamatória e suavizante. As gomas são produtos de exsudação das plantas, que pode ser normal ou decorrente de alguma agressão. Exs.: goma-arábica, adraganta e karaya. Uso cosmético para peles ressecadas, lesadas ou irritadas.

4) Cumarinas – são lactonas do ácido o-hidroxicinâmico (2H-1-benzopirona). Seu nome deve-se ao cumaru (*Amburana cearensis*), também conhecido como fava-tonca. Exs.: esculetina (castanha-da-índia); angelicina, psoraleno (casca de limão, figo); visnadina, etc. Propriedades: imunossupressora e vasodilatadora.

EXTRATOS VEGETAIS MAIS UTILIZADOS EM PRODUTOS COSMÉTICOS

Nome vulgar	Nome científico	Princípios ativos	Ação cosmética e concentração usual
Açaí ECOCERT®	Extrato obtido das frutas de açaí (*Euterpe oleraceae*)	Proveniente de cultivos orgânicos	Reduz o aparecimento de vários radicais livres associados ao dano oxidativo. Concentração recomendada: 0,5% a 5,0%
Agrião	*Nasturtium officinale*	Flavonoides, vitaminas A, B_1, B_2, ferro, iodo, cálcio, manganês, heterosídeos	Antisseborreica, antiacneica, antisséptica 1% a 5%
Alcaçuz	*Glycyrrhiza glabra*	Ácido glicirrízico, glicídios, glicirricina, fitoesteróis, flavonoides	Anti-irritante e antialérgica em formulações para peles sensíveis
Alecrim	*Rosmarinus officinalis*	Óleos essenciais, heterosídeos, flavonoides, saponinas, ácidos orgânicos	Antisseborreica, antiacneica 1% a 10%
Alga marinha	*Fucus vesiculosus* e outras *sp*	Vitaminas, sais minerais, proteínas, iodo, polissacarídeos	Tonificante, hidratante 3% a 10%
Aloés (babosa)	*Aloe vera* *Aloe barbadensis*	Aloína, mucilagem, hidrato de carbono	Emoliente, umectante, calmante 1% a 10%
Alquemila ou pé-de-leão	*Alchemilla vulgaris L.*	Ácidos graxos (palmíticos e esteárico); ácido salicílico; flavonoides; fitosteróis, taninos gálicos e elágicos; saponósido	Cicatrizante, bactericida, antisseborreica

(cont.)

Nome vulgar	Nome científico	Princípios ativos	Ação cosmética e concentração usual
Angico-branco, Paricá, Cambuí	*Piptadenia colubrina* ou *Acacia colubrina*	Goma (angicos), matérias resinosas e mucilaginosas. O extrato padronizado em polissacarídeos totais	Aumenta os canais de água da pele (aquaporinas – AQP-3), das proteínas do envelope córneo (filagrina e involucrina) e das proteínas de adesão (fibronectina), parâmetros essenciais para a hidratação celular prolongada. Além disso, reduz a perda transepidérmica de água (TEWL), evitando a instalação de rugas. Forma um filme tensor imediato e é altamente hidratante (Osilift® e Aquasense®)
Arnica	*Arnica montana*	Óleos essenciais, ácidos graxos, flavonoides, fitosteróis, carotenoides	Estimulante, adstringente, rubefaciente 1% a 2%
Artemísia (extrato das flores)	*Artemisia umbelliformis*	Flavonoides, taninos, lactonas, ácido clorogênico e óleo essencial	Antioxidante, antirradicais livres, anti-inflamatória, antimicrobiana e adstringente
Aveia	*Avena sativa*	Proteínas, vitaminas do complexo B, vitaminas A e E, enzimas, sais de cálcio, ferro, sódio, potássio	Hidratante, emoliente, revitalizante 1% a 5%
Bardana	*Arctium lappa*	Taninos, óleos essenciais, resinas, heterosídeos	Antisseborreica, antiacneica, antisséptica 1% a 5%
Begônia-moranga	Extrato da *Saxigrafa sarmentosa*	É rica em taninos, que são altamente eficazes na eliminação de radicais livres. Propriedades: condicionamento da pele, adstringente	Utilizado em produtos de vários fabricantes
Beldroega/porcelana	*Portulaca oleraceae*	Vitaminas (principalmente A, C e E), minerais, ácidos graxos (alfalinolênico), glutationa, ácidos glutâmico e aspártico	Calmante cutâneo com ação analgésica. Utilizado em peles com rosácea

(cont.)

Nome vulgar	Nome científico	Princípios ativos	Ação cosmética e concentração usual
Bétula	*Betula alba*	Ácido tânico, óleos essenciais, saponinas, heterosídeos	Estimulante, antisseborreica, coadjuvante no tratamento de celulite 2% a 5%
Boswellia serrata	Planta originária da Índia. Contém compostos triterpênicos pentacíclicos como o ácido betaboswélico	Seu efeito deve-se à enzima 5-lipoxigenase, que previne a formação de leucotrienos inflamatórios	Atua como agente anti-inflamatório não esteroidal e analgésico
Calêndula	*Calendula officinalis*	Óleos essenciais, flavonoides, resinas, ácido málico, saponinas, aminoácidos	Calmante, cicatrizante; reduz vermelhidão e irritação da pele 2% a 10%
Camomila	*Matricaria chamomilla*	Óleos essenciais, vitamina C, flavonoides, derivados azulênicos, bisabolol	Calmante, emoliente, protetora contra o sol 2% a 10%
Cápsicum	*Capsicum annum L.*	Capsaicina, vitaminas B_1, B_2, C, PP	Rubefaciente, estimulante 2% a 10%
Capuchinha	*Tropaeolum majus L.*	Heterosídeos, açúcares, pectinas, resinas, vitamina C	Anticaspa, antisseborreica, estimulante da circulação periférica 1% a 6%
Castanha-da-índia	*Aesculus hipocastanum*	Saponinas, flavonoides, taninos, heterosídeos	Vasoconstritora, coadjuvante no tratamento da celulite, indicada para varizes 1% a 5%
Cavalinha	*Equisetum arvensis*	Heterosídeos, ácidos orgânicos, taninos	Adstringente, cicatrizante, elasticizante, utilizada em produtos para celulite e estrias 3% a 5%
Centelha-asiática, composta por asiaticosídeo 40%, ácido asiático 30% e ácido madecássico 30%	*Centella asiatica*	Alcaloides, óleos essenciais, saponinas, flavonoides	Cicatrizante, ativa a microcirculação do tecido conjuntivo e o metabolismo do fibroblasto, anticelulítica, anti-inflamatória 1% a 10%

(cont.)

Nome vulgar	Nome científico	Princípios ativos	Ação cosmética e concentração usual
Confrei	*Symphytum officinale*	Mucilagem, taninos, alantoína, alcaloides, óleo essencial	Cicatrizante, emoliente, antiacneica 1% a 5%
Erva santa, *St Paul's wort*	Extrato obtido da *Siegesbeckia orientalis* (família *Asteraceae*, a mesma do girassol), é uma planta anual. Habita áreas do Pacífico (Havaí, Fiji), ocorrendo próximo ao nível do mar, em áreas secas, clareiras, ao longo de rodovias, e é considerada uma planta invasiva	Uso medicinal: o suco da erva fresca é usado como curativo para feridas. Colocado sobre a ferida, o suco seca, deixando uma película protetora	A decocção das folhas é usada como loção para úlceras e doenças parasíticas da pele. Com o extrato de Boswellia, auxilia na produção do colágeno natural e restaura a elasticidade, mantendo a pele firme e tonificada
Edelvais (extrato da planta)	*Leontopodium alpinum*	Ácido leontopódico, ácido clorogênico, fitosteróis, terpenos, flavonoides, aminoácidos, polissacarídeos	Antioxidante, anti-inflamatória, antirradicais livres. Inibe enzimas como hialuronidase, elastase, 5-lipoxigenase
Equinácea (extrato)	*Echinaceae purpúrea*	Rico em ácido cafeico e derivados	Antirradicais livres, suavizante, firmadora. Inibe a enzima hialuronidase. Protege a pele de danos causados pela radiação UV
Extrato de maçã	*Pyrus malus*	Extrato rico em polissacarídeos, é altamente recomendado em produtos cosméticos	Com atividade hidratante e emoliente
Extrato de Yuzu	*Citrus junos*	O suco é rico em vitamina C, o extrato da casca é rico em limoneno e flavonóis (hesperidina)	Antioxidante, anti-inflamatória, clareia a pele
Falópia japônica	Extrato da raiz de *Polygonum cuspidatum*, também conhecida como *Japanese Knotweed*	É uma planta perene nativa da China, do Japão e da Coreia. Nos Estados Unidos cresce bem, sendo classificada como espécie invasiva. É uma fonte importante de resveratrol, substituindo subprodutos da uva	O extrato da raiz é tradicionalmente usado na Coreia para manter a saúde oral, mostrando aptidão para reduzir a viabilidade do *Streptococcus mutans*

(cont.)

Nome vulgar	Nome científico	Princípios ativos	Ação cosmética e concentração usual
Falso-pau-brasil ou Tara (goma das sementes)	*Caesalpinia spinosa*	Galactomananas	Formulações antienvelhecimento
Gatunha ou unha gata (extrato da raiz. Folhas e talos também podem ser utilizados)	*Ononis spinosa* família *Fabaceae*	Rico em saponinas; isoflavonas; onocerina; sitosterol, ononina (também conhecida como formononetina glucoside); óleo essencial	Antisseborreica, adstringente, antisséptica, emoliente; tônico revitalizador. Tradicionalmente tem sido usada no tratamento de úlceras da pele
Ginkgo biloba	*Ginkgo biloba*	Óleo essencial, flavonoides	Anti-inflamatória, antirradicais livres, emoliente, vasoprotetora, vasomotora 1% a 5%
Ginseng	*Panax ginseng*	Açúcares, saponinas, óleo essencial, vitaminas, pectinas	Estimulante, tônica 1% a 5%
Goiabeira	Extrato de folhas secas da *Psidium guagava*	Guavactive 10. 10% de polifenois. As folhas da goiabeira possuem óleo essencial rico em cineol. Contém ainda taninos, triterpenos e flavonoides	Utilizado no tratamento de úlceras da pele, tendo atividade anti-inflamatória e analgésica
Hamamélis	*Hamamelis virginiana*	Óleos essenciais, tanino, resinas, mucilagens, ácido gálico	Adstringente, refrescante 1% a 5%
Hera	*Hedera helix*	Ácidos orgânicos, glicosídeos, hederina, inositol	Calmante, elasticizante 2% a 10%
Hipérico	*Hipericum perforatum*	Vitamina C, resinas, óleos essenciais, taninos	Adstringente, antisséptico, calmante, cicatrizante 1% a 3%
Hissopo ou alfazema-de--caboclo	*Hyssopus officinalis L.*	Rico em ácido rosmarínico, ácido clorogênico, flavonoides, taninos, óleo essencial (diterpenos)	Anti-inflamatória, antisséptica. Indicado para peles jovens em loções de limpeza

(cont.)

Nome vulgar	Nome científico	Princípios ativos	Ação cosmética e concentração usual
Imperatoria ou planta-mestra (master wort) (extrato das folhas)	*Peucedanum ostruthium Koch*	flavonóis, ácidos fenólicos, taninos, óleo essencial, compostos de natureza cumarínica	Cicatrizante, anti-inflamatória, antioxidante. Faz parte do ativo ABI Complex AO
Kakadu Plum (Austrália) ou ameixa de Kakadu (extrato do fruto)	*Terminalia ferdinandiana*	Rico em vitamina C (mais de 4%)	Antioxidante, antienvelhecimento
Madressilva (honeysuckle, em inglês) (extrato das flores)	*Lonicera caprifolium*	ácido salicílico, mucilagem, heterosídeos e óleo essencial	Atividade antimicrobiana contra bactérias Gram--positivas e Gram--negativas, fungos e leveduras; adstringente
Malva	*Malva silvestris L.*	Mucilagens, flavonoides, tanino, antocianina (malvina)	Emoliente, calmante 2% a 10%
Maracujá (extrato das folhas)	*Passiflora alata*	Principalmente flavonoides	Anti-inflamatória, antienvelhecimento
Melissa	*Melissa officinalis*	Resinas, óleos essenciais, saponinas ácidas, taninos	Antisséptica, descongestionante 1% a 5%
Menta	*Mentha piperita*	Óleo essencial, taninos, flavonoides, nicotinamida	Antisséptica, refrescante, regula as secreções sebáceas 1% a 2% (extrato vegetal)
Mil folhas ou erva-de-são-joão	*Achillea millefolium L.*	Óleo essencial (azuleno), ácido salicílico, tanino, fósforo, potássio	Melhora a circulação sanguínea, diaforética (ajuda a abrir os poros para a limpeza da pele), anti--inflamatória, cicatrizante
Nogueira	*Juglans regia*	Inositol, óleo essencial, aminoácidos, vitamina C	Antisséptica, regula as secreções sebáceas, anti-inflamatória 2% a 5%

(cont.)

Nome vulgar	Nome científico	Princípios ativos	Ação cosmética e concentração usual
Palo azul (coatl ou coatillo, no México)	*Eysenhardtia polistachya*	É utilizado o extrato da madeira. Planta nativa do México e, portanto, de regiões áridas ou semiáridas	Utilizado como diurético e contra enfermidades renais e da vesícula. Em cosmética, faz parte de produtos cuja linha é dirigida a peles oleosas e mistas. Também se destina a peles com propensão a erupções
Peonia (extrato da raiz)	*Paeonia albiflora*	Glicosídeo (paeoniflorina), proantocianidinas, flavonoides, taninos e minerais (níquel, ferro, cobre, manganês e cromo)	Calmante. Em medicina, alivia espasmos
Pepino	*Cucumis sativus*	Lipídios, mucilagem, proteínas, vitaminas A, B_1, B_2, C	Calmante, emoliente, descongestionante 1% a 3%
Pfaffia	*Pfaffia paniculata*	Açúcares, saponinas, óleo essencial, vitaminas, pectinas	Estimulante, tônica 1% a 5%
Prímula (extrato da raiz)	*Oenother biennis*	Triterpenoides, polifenóis, proantocianidinas	Estimula a síntese de colágeno IV e VII; inibe a atividade das MMP 9
Quinoa	*Chenopodium quinoa* (família Amaranthaceae)	É um pseudocereal da região andina. Rica em proteínas (12%, 13%), vitaminas C, E, B1, B2 e B3. Contém minerais como ferro, magnésio e fósforo	Regenerador celular e tonificante. Muito utilizado em máscaras tensoras e regeneradoras
Sálvia	*Salvia officinalis L.*	Taninos, saponinas, óleos essenciais, flavonoides	Antisséptica, antisseborreica 1% a 5%
Sichuan Pepper (casca seca do fruto)	*Zanthoxylum (*ou *Xanthoxylum bungeanum)*	Alfa e beta- -hidroxisanshol	Efeito *lifting.* Foi demonstrado que interage com ambos os receptores (tato e temperatura) e evoca uma sensação peculiar de formigamento

(cont.)

Nome vulgar	Nome científico	Princípios ativos	Ação cosmética e concentração usual
Solidéu-de-Baical	*Scutellaria baicalensis*	Extrato da raiz: flavonoides (flavonas hidroxiladas e metiladas), betassitosterol	Inibe certos tipos de lipoxigenases, é anti-inflamatório. A flavona oximetilada tem demonstrado atividade inibidora da dopamina
Tangerina japonesa Satsuma mandarins	*Citrus unshiu*	O extrato da casca contém carotenoides, cumarinas, limonoides e flavonoides, sendo a principal a hesperidina	Antioxidante, promove a proliferação de fibroblastos (ativa a biossíntese do colágeno). A tiramina também é presente e é uma inibidora da tirosinase, clareando manchas escuras e hiperpigmentação
Tepescohuite	*Mimosa tenuiflora*	Flavonoides	Regeneradora, anti-inflamatória 1% a 5%
Tília	*Tilia platyphyllos*	Mucilagem, tanino, óleo essencial, flavonoides	Calmante, emoliente 1% a 5%
Urtiga	*Urtica dioica*	Ácidos orgânicos, taninos, sais minerais, carotenoides	Adstringente, antirradicais livres, revitalizante; tônico capilar 1% a 5%
Urtiga branca Extrato das flores	*Lamium album*	Glicosídeos: galctose, lactose; saponinas triterpenicas; derivados do ácido caféico (ácidos rosmarínico e clorogênico); flavonóis; Campferol 3-O-glucósido.	Adstringente

Obs.: alguns dos extratos vegetais podem estar fitossomados.
Outros extratos vegetais de uso cosmético encontram-se listados no anexo ao final deste livro (p. 297).

- **Óleos fixos vegetais** – são obtidos dos frutos ou apenas das sementes e são ricos em triglicéridos (fração saponificável). A fração insaponificável é heterogênea, e nela encontramos: esqualeno, fitosteróis, provitaminas e vitaminas lipossolúveis, principalmente as vitaminas A e E. É uma fração muito importante para a cosmética, e muitos dos óleos utilizados têm seu valor exatamente por conter essa fração. São utilizados na cosmética principalmente por suas propriedades de emoliência, que evitam o ressecamento da pele.

Os óleos de origem vegetal são compostos em sua maioria pelos seguintes ácidos graxos: ácidos linoleico, linolênico, oleico, palmítico e palmitoleico.

PRINCIPAIS ÓLEOS VEGETAIS

Produto	Nome científico	Constituintes	Aplicação cosmética/ Concentração usual
Abacate (fruto)	*Persea gratissima*	Rico em vitamina E e provitamina F. Fração insaponificável rica em fitosteróis, o que facilita sua absorção pela pele	Cremes e óleos para massagens, cremes nutritivos 1% a 10%
Abóbora (pumpkin seed oil)	*Curcubita maxima*	Rico em ácidos graxos essências (vitamina F), vitamina E.	Capacidade de reter água, deixando a pele macia. Ideal para peles secas e ásperas. Suaviza linhas de expressão
Abyssinian® oil (óleo de absinto)	*Crambe abyssinica*	Apresenta 50%-65% do ácido docosenóico (C22:1). Alta estabilidade contra oxidação	Em cosméticos é utilizado como emoliente com sensorial suave em produtos para a pele, incluindo maquilagem
Acácia branca (óleo das sementes)	*Moringa oleífera*	Ácidos graxos insaturados (oleico) e saturados (palmítico, behenico); estigmasterol; betassitosterol e campesterol; tocoferóis. Tem alta estabilidade à rancidez. Oxidativa	Proteção contra o estresse ambiental (fumo, poluição), garantindo a redução da adesão das partículas poluentes

(cont.)

Produto	Nome científico	Constituintes	Aplicação cosmética/ Concentração usual
Algodoeiro (sementes)	*Gossypium herbaceae*	Ácidos graxos	Condicionador, protetor
Amêndoas (sementes)	*Prunus amygdalus dulcis*	Ácido linoleico (17%). A amêndoa contém 45% a 50% de material oleoso	Batons, bronzeadores, óleos para banho e massagens. É utilizado em cremes para a prevenção das estrias 1% a 10%
Amora silvestre (blackberry seed oil)	*Rubus fruticosus*	Tocoferóis, tocotrienóis e lutien, ômega-3 (20%) e outros ácidos graxos (polisaturados)	Regeneradora e suavizante para a pele
Andiroba (óleo)	*Carapa guianensis*	Limonoides e triterpenos (f. insaponificável). Ácidos palmítico e oleico, linoleico e mirístico	Emoliente, cicatrizante, anti-inflamatório, antisséptico
Argan (óleo das sementes)	*Argania spinosa* (família *Sapotaceae*), encontrada em regiões semidesérticas do Marrocos, no deserto de Neguev (Israel) e da região oeste do Mediterrâneo	80% de ácidos graxos insaturados, entre eles os ácidos graxos essenciais	É usado tradicionalmente em doenças da pele. É emoliente
Avelã (sementes)	*Corylus avellana*	Vitamina E e ácidos graxos insaturados	Batons, bronzeadores, óleos para banho e massagens. É utilizado em cremes para a prevenção das estrias 1% a 10%
Babaçu (sementes)	*Orbignya oleifera*	Rico em ácido láurico, mirístico e oleico	Propriedades hidrante e emoliente. É fonte para obtenção de outras substâncias de uso cosmetológico
Baobá (óleo)	*Adansonia digitata*	Fitosteróis, ômega-6 e 9, tocoferóis	Suavizante e cicatrizante
Baru (óleo da castanha)	*Dipteryx alata*	Rico em ácidos graxos essenciais (ômega-6 e ômega-9). A castanha é rica em proteínas e minerais (ferro, zinco, fósforo, cálcio e magnésio)	Suavizante, anti-inflamatório e antioxidante
Borragem (óleo)	*Borrago officinalis*	Provitamina A e ácidos graxos	Regenerador celular. Previne a desidratação da pele

(cont.)

Produto	Nome científico	Constituintes	Aplicação cosmética/ Concentração usual
Buriti (óleo)	*Mauritia flexuosa L.* ("árvore da vida")	Betacaroteno e outros carotenoides. Derivados do ácido oleico, é comparado ao óleo de oliva	Alivia queimaduras e é cicatrizante. Usado como corante natural em alimentos e cosméticos. Antirradicais livres. É utilizado em produtos de proteção solar e pós-sol
Café verde (óleo das sementes)	*Coffea arabica*	Ácidos graxos saturados (+/- 42%) e insaturados (ômega-3 e 6, +/-52%)	Emoliente, hidratante, antioxidante, anti-inflamatório, reparador da barreira cutânea
Calêndula (flores)	*Calendula officinalis*	Carotenoides, provitamina A e ácidos graxos	Tratamento de queimaduras e inflamações. Acelera a reepitelização. Utilizado em produtos pós-sol, etc. 1% a 6%
Cártamo (safflower oil) sementes	*Carthamus tinctorius*	Ácido linoleico (ômega-3) (70%), ácido oleico (20%) e linolênico (3%)	Peles fotoenvelhecidas, irritadas e sensíveis
Castanha-do-pará (sementes)	*Bertholletia excelsa*	Vitaminas A e E, esteróis (principalmente betassitosterol e stigmasterol), alcoóis triterpenicos (alfa e beta-amirina), oligoelementos (cálcio, ferro, zinco, potássio e selênio), proteínas, caseína. Rico em ácidos linoleico (35%) e oleico (38%)	Atua em nível celular, regulando o equilíbrio hídrico e a atividade dos lípideos da camada córnea. É cicatrizante, hidratante, protege a pele contra a perda de água transepidérmica (TEWL)
Damasco (óleo)	*Prunus armeniaca*	Rico em ácido oleico e linoleico	Cremes nutritivos, bronzeadores e demaquilantes 1% a 5%
Espinheiro de praia (óleo das sementes e polpa do fruto)	*Hoppophae rhamnoides*	A.G: monoinsaturado (palmitoleico) e saturado (palmítico) vitamina E e carotenoides	Auxilia na regeneração cutânea, é antioxidante. No ativo NanoVit oA, o óleo está encapsulado em nanopartículas

(cont.)

Produto	Nome científico	Constituintes	Aplicação cosmética/ Concentração usual
Framboesa (raspberry oil)	*Rubrus idaeus*	Ácidos linoleico, linolênico, oleico, gamatocoferol	Poderoso antioxidante
Gergelim (óleo)	*Sesamum indicum*	Contém sesamol, filtro solar natural e ácidos linoleico e linolênico	Melhora a barreira de proteção da pele. Emoliente, sendo usado em protetores solares. É um transportador para aromaterapia
Germe de trigo (óleo)	*Triticum sativum*	Rico em vitamina E	Loções para pele seca, óleo pós-banho
Girassol (óleo das sementes)	*Heliantus annus*	Vitamina E e ácidos graxos insaturados	Emoliente, tem as mesmas aplicações que o óleo de sementes de uvas
Groselha negra (bickurrant fruit oil)	*Ribes nigrum*	Alto teor de ácidos graxos linoleico e linolênico	Prevenção do envelhecimento prematuro
Inca ômega oil (sementes)	*Plukenetia volubilis* (amendoim inca)	Ômega-3 (48%); ômega-6 (37%); ômega-9 (8%). É rico em tocoferóis	Revitalização e rejuvenescimento da pele. É antioxidante
Jojoba (sementes)	*Simmondsia chinensis*	Ácidos eicosenoico e docosenoico e icosenol, que são ácidos graxos de alto peso molecular. Esteróis em pequena quantidade. É livre de triglicéridos, não dando a sensação de untuosidade como os outros óleos	Previne a evaporação da umidade da capa córnea, o aparecimento de linhas de expressão e rugas. Dissolve o sebo engastado nos folículos pilosos. Não se oxida facilmente, resistindo à rancificação
Macadâmia (sementes)	*Macadamia alternifolia*	Ácidos graxos monoinsaturados e alto teor de ácido palmitoleico	Emoliente, auxilia a reposição de ácido palmitoleico em pele envelhecidas
Maracujá (óleo)	*Passiflora edulis* e *P. incarnata*	Rico em ácido linoleico (77%) e palmítico, bioflavonoides	Regula as atividades das glândulas sebáceas. Útil em formulações de xampus e cremes faciais 1% a 10%
Marula (óleo das sementes)	*Sclerocarva birrea*	Ácidos graxos essenciais (ômega-6 e ômega-9); antioxidantes (polifenóis), tocoferóis (vitamina E), esteróis, etc.	Hidratante (impede a perda de água transepidérmica); cicatrizante, protege contra a radiação solar

(cont.)

Produto	Nome científico	Constituintes	Aplicação cosmética/ Concentração usual
Mortierella oil	Malpina e outras sp (fungo do solo)	Rico em ácido aracdônico (ácido graxo C_{20}) polinsaturado, obtido por fermentação do fungo	Ação quitinolítica. Utilizado em loções de limpeza
Noz de kukui (kendi oil)	*Aleurites mollucana*	Material graxo	Emoliente ao toque, não graxo, não pegajoso
Oliva (óleo das sementes)	*Olea europaea*	Ácido oleico e outros ácidos graxos insaturados	Emoliente. Associado a outros óleos, melhora a barreira cutânea
Pequi (polpa e sementes)	*Caryocar brasiliense*	Vitamina A e proteínas. Rico em ácidos insaturados (53%) e saturados, principalmente o palmítico	Utilizado em cremes, xampus e condicionadores, especialmente para cabelos danificados
Pinheiro de Alepo (óleo das sementes)	*Pinus halepensis*	Tocoferóis, polifenóis, procianidinas oligoméricas, ômega-3 (até 20% e fitosteróis)	Regenerador e suavizante para a pele
Pracaxi (sementes)	*Pentaclethra filamentosa* ou *P. macroloba*	Ácidos graxos: oleico (35% a 75%), linoleico, lignocérico e, principlmente, o behênico (10% a 25%)	Cicatrizante, auxilando a renovação celular. Combate estrias e manchas da pele. 1% a 10%
Prímula	*Oenothera biennis*	Rico em ácidos graxos essenciais	Prevenção de eczemas, aumenta a tolerância da pele aos raios UV
Rícino (óleo)	*Ricinus comunis*	Ácido ricinoleico, ricinoelaídico	Tem propriedades plastificantes. Utilizado em batons e protetores labiais 1% a 15%
Romã (sementes)	*Punica granatum*	Fonte de ácidos graxos conjugados. Principal ácido graxo: ácido punícico, estreitamente ligado ao ácido linoleico conjugado (CLA). Rico em vitamina A e ácido elágico	Ajuda a regeneração celular, melhorando a firmeza e a hidratação da pele. Útil em formulações antienvelhecimento
Rosa-mosqueta (óleo)	*Rose hips*	Rico em vitamina F	Cremes para queimaduras e cremes nutritivos com ação cicatrizante 1% a 10%

(cont.)

Produto	Nome científico	Constituintes	Aplicação cosmética/ Concentração usual
Tamanu oil	*Calophyllum inophyllum*	Insaponicáveis e Tocotrienol	Previne fotoenvelhecimento, é antioxidante. Protege o DNA contra os danos causados pelos raios UV
Tomate (óleo de sementes e peles)	*Solanum lycopersicum*	Rico em ômega-6 (55g/kg), tocoferóis, sitosteróis e licopeno	Antioxidante, contribuindo para a proteção solar. Regenera a pele
Ucuuba (sementes)	*Virola surinamensis W.*	Trimiristina (que é também encontrada na noz-moscada), ácidos palmítico, láurico e mirístico	Emoliente
Ungurahua (óleo do fruto)	*Oenocarpus batana*	Ômega-6 e 9, tocoferóis	Cremes de modo geral
Uva (sementes)	*Vitis vinifera*	Ácidos linoleico e linolênico. Vitamina E	Hidratante, previne estrias

Existem ativos patenteados, contendo mistura de óleos de diversas espécies vegetais, como Vegelip 6 e Vegelip 9 (os números indicam a presença de ácidos graxos ômega-6 e ômega-9, respectivamente).

- **Manteigas** – são ricas em ácidos graxos, esteróis e vitaminas. As principais são:
  - manteiga de cupuaçu – obtida das sementes da *Theobroma grandiflorum*. É um produto da Amazônia, naturalmente refinado. Possui baixo PF (± 30 °C) e alta absorção de água (aproximadamente 240%). Contém fitosteróis, dando um equilíbrio hídrico-lipídico à camada superficial da pele e estimulando o processo de cicatrização. Tem ação anti-inflamatória. Concentração recomendada: 2% a 5%;
  - manteiga de oliva/manteiga de abacate/manteiga de manga – têm ação antioxidante, auxiliando no tratamento de pele envelhecida, graças às suas propriedades emolientes e revitalizantes;

- manteiga de cacau – obtida das sementes do cacau (*Theobroma cacao*, que significa "manjar dos deuses": *Theo* = = deus e *broma* = alimento). A manteiga de cacau é constituída principalmente de glicéridos do ácido palmítico e oleico. Tem propriedades emolientes;
- manteiga de karité – obtida das sementes da *Butyrospermum parkii K* (Shea), árvore de origem africana. Rica em lipídios (45% a 55%), constituídos por uma mistura equilibrada de ácido oleico e esteárico. A porção insaponificável é relativamente elevada, dando a essa matéria-prima outras propriedades interessantes além da emoliência. O uso da manteiga de karité como unguento para massagem do corpo, emoliente para o cabelo, suavizante de ferimentos e eritema é uma antiga tradição na África. É nutritivo (antirrugas), emoliente, protetor solar e coadjuvante na elasticidade cutânea;
- manteiga de shorea (conhecida como "falsa noz de illipe") – cera sólida, tem uso similar ao da manteiga de karité. É uma manteiga exótica derivada das nozes da *Shorea stenoptera.* A árvore é nativa da Malásia (principalmente Borneo). Essa manteiga tem sido usada há séculos pelos nativos para tratamento de problemas da pele. Em cosméticos é usada em máscaras umectantes e também em loções para o corpo, em batons, bases, etc.
- manteiga de bacuri (*Plantonia insigns*) – é indicada para hidratar peles cansadas e também apresenta eficácia em tratamento contra acne;
- astrocaryum murumuru seed butter – palmeira nativa da floresta amazônica. A manteiga extraída das sementes é utilizada como emoliente e hidratante. É rica em ácidos: láurico, mirístico e oleico;

- manteiga de ucuuba (*Virola surinamensis*) – por sua comprovada ação anti-inflamatória, cicatrizante e antisséptica, é indicada para peles oleosas e acneicas.

ÓLEOS ESSENCIAIS E ÓLEOS-RESINAS

São substâncias vegetais que acompanham a fração oleosa. Embora se assemelhem ao material lipídico, são diferentes em vários aspectos: destiláveis com vapor d'água, dotados de aroma e apresentam estrutura química bem diferente, como monoterpenos, sesquiterpenos e aril-propanoides, etc. Os óleos essenciais servem de proteção para as plantas, principalmente contra predadores. Em cosméticos, além de proporcionarem aroma, essas substâncias possuem ação antisséptica e anti-inflamatória. São extraídas de várias partes da planta: caule (coníferas), folhas, flores, etc. Alguns exemplos:

- **Óleo de copaíba** (*Copaifera officinalis e Copaifera lanos-dorfii*) – óleo-resina extraído do caule dessa planta. Composição: ácido copaíbico e paracopaíbico (resinas ácidas e inodoras de natureza terpênica), cariofileno e cadineno. A resina é formada pela oxigenação da essência exposta ao ar.

  Propriedades: antimicrobiano, anti-inflamatório, cicatrizante, indicado para o tratamento da psoríase.

- **Óleo de bétula** (*Betula alba*) – estimulante, antisséptico. É utilizado em loções para peles oleosas.

- **Resina-de-dragão ou sangue-de-dragão** – extraída do tronco da árvore (*Croton lechleri*), tem coloração vermelho-sangue. Constituintes químicos: taninos (dimetilcedrusina); polifenóis (ácido gálico); sitosteróis; saponinas e lignanas. Propriedades:

cicatrizante, essa propriedade é acentuada com o óleo de mirra (*Commiphora myrrha*); antirradicais livres; aumento da síntese de colágeno. É usada em formulações antiacneicas.

- **Óleo de melaleuca** (*Melaleuca alternifolia*) – também conhecido como óleo de cajeput ou tea tree oil, tem ação germicida, bacteriostático e fungistático, utilizado no tratamento da acne e em queimaduras. Sua importância maior na cosmética é perfumar, e faz parte de um ramo que cada vez mais ganha espaço: a aromaterapia.
- **Óleo-resina da *Aucoumea klaineana*** – essa resina é rica em beta-amirina, um triterpenoide que, associado a triglicerídeos, faz parte da matéria-prima de cosméticos direcionados à pele madura, irritada após o sol e/ou pós-peeling. Inibe a liberação de mediadores da inflamação LTB4 e também a enzima MMP 1, protegendo o colágeno.
- **Óleo essencial de cálamo (*Acorus calamus*)** – óleo obtido por destilação a vapor da raiz. Principais componentes: beta-asarone e alfa-asarone. O óleo essencial apresenta ainda sesquiterpenos (calamenona, calandiol); aldeídos e uma resina (acoretina). Usos: sabonetes, óleos de massagem, etc. Tem ação analgésica.
- **Monoi do Taiti** – óleo essencial obtido por meio da maceração das flores de Tiaré no óleo de coco. É comumente usado como óleo bronzeador, evitando a desidratação da pele durante a exposição ao sol. Porém, não protege a pele contra as radiações UVA e UVB. É também utilizado como óleo de massagem. Associado ao óleo de coco e tocoferol, proporciona hidratação e firmeza da pele, auxiliando no relevo cutâneo.

- **Mirtilo ou Australian mirtle oil** – óleo essencial obtido por destilação a vapor da espécie *Backhousia citriodora*. Tem ação antisséptica e funciona como calmante na aromaterapia.
- **Óleo de laranja *(Citrus aurantium)*** – os óleos essenciais de aroma cítrico, incluindo o de laranja, apresentam efeito antidepressivo, restaurando a imunossupressão induzida pelo estresse.
- **Óleo das folhas de *Lippia gracilis Schauer* (alecrim-de--tabuleiro ou cidreira-da-serra)** – possui como constituintes químicos: timol, p-cimeno, gamaterpineno, mirceno e carvacrol. Tem ação antimicrobiana.

Produtos especiais

São ativos isolados e purificados, obtidos de plantas, tendo, portanto, ação mais direcionada por causa de sua concentração. Dependendo do processo de obtenção, são considerados ativos biotecnológicos.

- **Alantoína**
  - obtida do confrei;
  - produto utilizado como reepitelizante;
  - utilizada em cremes, géis ou loções de 0,1% a 2%;
  - usada em produtos pós-sol, pós-barba, pós-peeling.
- **Alfabisabolol**
  - álcool sesquiterpênico monocíclico insaturado, obtido por destilação do óleo de candeia (*Eremanthus erytropappus*) com cerca de 95% do ativo puro. Antigamente era extraído do óleo essencial da camomila, mas com uma produtividade bem menor (30%). O alfabisabolol sintético é uma

mistura racêmica, tendo apenas 45% da atividade do alfa-bisabolol natural;

- anti-inflamatório, bactericida e antimicótico;
- utilizado em produtos infantis, pós-peeling, pós-sol e pós--barba;
- concentração usual: 0,1% a 1%.

- **Azuleno** (nome Inci: guaiazulene)
  - produto obtido da camomila;
  - anti-inflamatório, descongestionante;
  - utilizado em cremes e géis calmantes e suavizantes;
  - concentração usual: 0,002% a 0,05%.
- **Ácido glicirrízico**
  - produto derivado do alcaçuz ou licorice (*Glycyrrhiza glabra*);
  - anti-inflamatório não hormonal com efeitos semelhantes aos da hidrocortisona, porém sem seus efeitos colaterais; descongestionante e antialérgico;
  - utilizado em produtos pós-peeling, pós-sol, pós-barba, antiacneicos e produtos infantis;
  - concentração usual: 0,1% a 2%.
- **Betaescina**
  - produto obtido da castanha-da-índia (*Aesculus hippocastanum*);
  - antiedematosa;
  - utilizada em produtos pós-peeling;
  - concentração usual: 0,2% a 1%.
- **Bioecolia®**
  - o ativo é a alfaoligoglucana, obtida por síntese enzimática de açúcares naturais (sacarose e maltose). É um substrato

apropriado para o desenvolvimento da flora saprofítica, que é a primeira linha de defesa do corpo contra ataques exteriores. A alfaoligoglucana equilibra, mantém e até estimula a ecoflora cutânea, protegendo a pele contra o ataque de microrganismos oportunistas (patogênicos ou não);

- concentração em cosméticos: 1% a 5%.

• **Ecoskin®**

- complexo composto por:
  - Maltodextrinas (alfa-GOS = alfaglucoligossacarídeos), obtido por síntese enzimática a partir da maltose do milho e da sacarose da beterraba;
  - Frutoligossacarídeos (FOS), obtido por prensagem a frio, em condições de não denaturação, dos tubérculos do Yacon (*Polymnia sonchifolia*);
  - Lactobacillus (*L. Casei* e *L. acidophillus*), inativados por tindalização e/ou liofilização.
- propriedades: suavizante, reduzindo a sensação desconfortante da pele esticada e de formigamento associados com a pele seca, em que o ecossistema não está balanceado;
- uso: 0,5% a 3%.

• **ESA® – extrato de alho (*Allium sativum* - família *Liliaceae*)**

- possui atividade semelhante ao superóxido-dismutase (SOD). Portanto, é utilizado em formulações antienvelhecimento.

• **Mimosoie®**

- produto composto por aminoácidos da seda e tepescohuite;
- ação regeneradora e antienvelhecimento;
- concentração usual: 3% a 5%.

- **Phytoamino Biocomplex Regenerador®**
  - produto composto por aminoácidos e tepescohuite;
  - ação regeneradora e anti-inflamatória;
  - concentração usual: 1% a 5%.
- **Vegelastin®** – bioativo composto de extrato da flor do maracujá, extrato da folha de cassis (*Ribes nigrum*) e extrato da folha de uva. Fitoprotetor da elastina. O ativo é antielastase e de origem exclusivamente vegetal. Rico em bioflavonoides que protegem as fibras elásticas, combatendo as elastases destrutivas. Previne a flacidez da pele.
- **Violet flowers complex®** – associação dos extratos de violeta (*Viola odorata*), *Lavandula angustifólia* e *Rosmarinus officinalis*. Constituintes: óleo essencial, resinas, taninos, flavonoides, glucosídeos, saponinas e antocianidinas. Ação: antisséptica, levemente rubefaciente (estimula a circulação periférica). Usado em loções antissépticas e loções para pernas cansadas. Concentração: 1% a 10%.
- **Phytosqualan®** – esqualeno hidrogenado de origem vegetal derivado da oliva, com certificado ECOCERT. É emoliente, não produzindo efeito gorduroso sobre a pele. Forma uma película sobre a pele, evitando a perda de água transepidermica (TEWL).

Bioativos de origem marinha

- **Alga Marrom (*Fucus vesiculosus*), também conhecida como Bodelha ou fava-do-mar** – é uma macroalga rica em algina, carragenina, iodo, potássio, bromina, mucopolissacarídeos, manitol, ácido algínico, ácido caínico, laminina, histamina, zeaxantina e vitaminas B2 e C. É muito usada em formulações anticelulite e antienvelhecimento. Faz parte, por exemplo, do ativo Shadownyl™, recomendado para reduzir olheiras. Como indicado pelo fabricante, há estímulo da eliminação de heme causado pelo vazamento de sangue, responsável por olheiras e inflamação local.

- **Alga vermelha (*Porphyridium cruentum*)** – dela são obtidos polímeros sulfatados de alto PM. Restaura a barreira da pele por estimular a síntese de lipídeos epidérmicos, reforçando a junção dermo-epiderme. Evita a perda de água por via transepidérmica, por ter o efeito de formar um filme sobre a pele. É usada em peles secas, sensíveis, e em produtos pós-sol.
- ***Artemia salina*** – o extrato de artemia é obtido do zooplâncton. Seu principal componente é o tetrafosfato de diguanosina (gppppg). Esse composto é conhecido como a fonte de energia para a *A. Salina*, cujo objetivo é proteger contra o estresse ambiental. Como ingrediente cosmético, o extrato auxilia a produção de proteínas da matriz extracelular e do 3',5'- adenosina monofosfato cíclico (camp). Auxilia os efeitos de outros agentes anti-idade.
- **HPS 3** – contém extrato purificado de *Padina pavonica* (alga marrom). Aumenta a quantidade de glicosaminoglicanas, dando firmeza e elasticidade à pele.
- **Tensea-lift**: efeito tensor em 5 minutos. É um complexo baseado nos biopolímeros marinhos e MDI Complex® (nome Inci: glicosaminoglicanas). Propriedade cosmética: ativo inibidor de metaloproteinases 2,9,12, enzima que degrada e destrói a rede de colágeno da pele, o que leva à flacidez e ao envelhecimento precoce, afetando a matriz extracelular. Além dos benefícios dos antirradicais livres, é indicado também para o tratamento da acne, com efeito protetor, oferecendo luminosidade à pele.

- **Caviar**: extrato obtido das ovas de esturjão (peixe de águas salgadas). Dependendo dos países e da legislação, a designação "caviar" pode ser ainda utilizada por uma série de produtos (ovas de salmão, truta, etc.). O nome Inci os distingue: caviar de esturjão (*Acipenser stellatus* Extract) e caviar de salmão (Salmon egg Extract).
  Contém vitelline (substância nutritiva rica em fosfolipídios e fosfoproteínas, constituintes essenciais da pele), rico em ômega-3, vitaminas D, B2, B12. Propriedades: antioxidante, favorece a revitalização da pele.
- **Galactosan®**: produto obtido de algas marinhas, utilizado em cremes e loções hidratantes. Concentração usual: 1% a 5%.
- **Pó de pérola – Pearl Extract**: rico em minerais e aminoácidos. Propriedades: hidrata, reafirma e revitaliza a pele. Utilizado em cremes faciais, pós-sol e máscaras revitalizantes.
- **Phycojuvenine®**: extrato concentrado da alga marrom (*Laminaria digitata*), rico em polifenóis e polissacarídeos, principalmente alginatos e remineralizante. Possui alta concentração de polióis com propriedades protetoras do DNA. Funciona como uma reserva de energia para as células. Estimula a síntese de colágeno em peles maduras, atenuando rugas.
- **Lanablue®**: matéria-prima à base de algas azul-verdes. Composição: lipídeos (ácido linoleico e linolênico), 60% de aminoácidos na forma livre (treonina, valina, metionina, cisteína, isoleucina, fenilalanina, tirosina e lisina). Contém ainda heterosídeos e lipossacarídeos, e pigmentos como clorofila, betacaroteno, xantofila, ficocianina, etc.
  Propriedades: anti-idade – estimula a renovação celular da epiderme e inibe a hiperqueratinização. Antielastase e anticolagenase, evitando a degradação de elastina e colágeno, respectivamente. Este processo fica evidente durante o envelhecimento.

- **Aldavine™**: associação de polissacarídeos sulfatados derivada de duas algas (*Ascophyllum nodosum* e *Asparagopsis armata*). A obtenção dos polissacarídeos se faz por biotecnologia e tem propriedades na proteção da integridade microcapilar. Ação inibitória da etapa VEGF e PGE-2; da MMP-2 e da angiogênesis. Propriedade cosmética: mantém a integridade microcapilar após exposição aos raios UV; reduz a aparência escura ao redor dos olhos. Concentração: 1% a 5%.
- **Homeosta-sea®**: linha de quatro outros produtos, todos derivados de algas marrom, com atividade antienvelhecimento, quer protegendo a barreira de proteção cutânea, quer estimulando o crescimento celular epidérmico.
- **GP4G®**: extrato de plâncton (*Artemia salina* Extract). As artemias, que fazem parte do plâncton, são pequenos crustáceos que vivem em águas extremamente salgadas, ambiente no qual poucas espécies se desenvolvem. São ricas em proteínas e vitaminas (principalmente a vitamina A). Uso cosmético: energizador e protetor celular, precursor do ATP. Protege a pele do estresse do meio ambiente (radiação UVB e substâncias químicas irritantes). Ativador do HSPs.
- **BioArct®**: biomassa marinha, cultivada por meio de processo tecnológico. Propriedades: bioenergizante, detoxificante e antioxidante.
- ***Chlorella vulgaris* Extract**: alga unicelular microscópica. Descoberta pelos japoneses que dela se alimentam, ela proporciona uma sensação de bem-estar e aumento de energia quase que imediata. É rica em clorofila, proteínas, vitaminas, sais minerais e aminoácidos essenciais.
- **Extrato de *Gergatina stellata***: é uma alga do grupo das rodofíceas, rica em oligoelementos. O extrato contém um beta hidróxiácido ácido – o ácido glucurônico.

- ***Spirulina* sp.**: é uma alga cianofícia, pertencente ao gênero *Arthrospira*. Tem atividade imunoestimulante.
- **Sea Whip (*Pseudopterogorgia elizabetheae*)**: organismo multicelular encontrado no solo oceânico. Acalma a pele, reduz a inflamação, diminui a vermelhidão da face em virtude de vasodilatação nessa região. Utilizada em produtos para peles sensíveis.

Bioativos de origem animal

ÓLEOS

Atualmente evita-se usar óleos de origem animal, como óleo de tartaruga ou óleo de vison, entre outros, para que espécies com risco de extinção não sejam ameaçadas.

Existe, porém, um óleo obtido de uma ave de origem australiana (*emu*), denominado óleo de Kalaya®, com excelente poder emoliente e hidratante. Esse óleo é um bioproduto obtido no processamento da ave para alimentação. É utilizado em cremes ou loções hidratantes, antienvelhecimento, podendo também ser associado aos alfa-hidroxiácidos (AHA), pois diminui a sua irritabilidade.

ATIVOS NÃO OLEOSOS

Alguns desses ativos, atualmente, estão sendo obtidos de plantas, por exemplo, "colágeno" obtido de algas, o que na verdade é uma proteína similar ao colágeno. Os principais são:

- **Ácido hialurônico**
  - pode ser obtido da crista do galo e de plantas, como da *Cassia angustifólia* (Hyalurosmooth™); ou por biotecnologia, a partir do metabolismo de certos microrganismos;

- hidratante (retém água na pele), dá maciez, suavidade e tônus;
- utilizado em cremes hidratantes e para contorno dos olhos;
- concentração usual: 1% a 5%;
- pode ser veiculado em géis, cremes ou loções.

- **Aminoácidos da seda**
  - produto obtidos a partir da hidrólise da proteína da seda (sericina), que é uma excreção da glândula do bicho-da-seda (*Bombyx mori*).
  - retêm água e têm ação hidratante, além de dar à pele uma textura sedosa;
  - principais aminoácidos encontrados: glicina, alanina, serina e tirosina;
  - utilizados em cremes, loções, produtos para maquilagem e cabelos;
  - concentração usual: 1% a 5%.
- **Aminoácidos do leite**
  - produtos obtidos por transformações do leite;
  - têm propriedades hidratantes e emolientes;
  - utilizados em cremes nutritivos e produtos infantis;
  - concentração usual: 2,5% a 10%.
- **Hidrolisado de colágeno**
  - produto obtido dos ossos e tendões de bovinos;
  - é uma proteína encontrada em nosso organismo cuja capacidade de armazenar água vai diminuindo à medida que envelhecemos;
  - molécula de alto peso molecular, com grande poder de hidratação, que dá sustentação à pele;

- utilizado em cremes nutritivos e hidratantes;
- concentração usual: 2% a 10%;
- pode ser veiculado em géis, cremes ou loções.

- **Hidrolisado de elastina**
  - produto obtido dos tendões dos bovinos. Assim como o colágeno, esta proteína vai diminuindo com o envelhecimento, o que provoca uma perda da elasticidade da pele;
  - aumenta a elasticidade da pele e a retenção da água. Aumenta e melhora a turgidez da pele;
  - utilizada em cremes, géis ou loções;
  - concentração usual: 1% a 10%.

OBSERVAÇÃO: Hidrolisados de colágeno e elastina podem ser ionizados, desde que não contenham material gorduroso.

- **Placenta**
  - produto obtido da placenta fetal bovina;
  - tem efeito regenerador sobre a pele;
  - utilizada em cremes e produtos capilares;
  - concentração usual: 1% a 5%.
- **Própolis**
  - material balsâmico produzido pelas abelhas a partir do pólen, contém álcool benzílico, vanalina e flavonoides;
  - ação cicatrizante, bactericida e antisséptica indicada para o tratamento de queimaduras e acne;
  - utilizado na forma de resinas e ceras;
  - concentração usual: 1% a 5%.

- **Queratina**
  - produto com ação protetora sobre pele, cabelos e unhas contra os agentes agressores;
  - utilizada em xampus, sabonetes e cremes;
  - concentração usual: 1% a 5%.
- **Reticulina**
  - proteína encontrada na pele em menor concentração que o colágeno e a elastina;
  - ação regeneradora, atua dando sustentação à pele;
  - utilizada em cremes e loções de tratamento;
  - concentração usual: 1% a 5%.
- **Extrato de caracol** (SCA – secreção do molusco *Cryptomphalus aspersa* ou *Cantareus aspersus*)
  - nome Inci: snail exsudate filtrate.
  - composição: proteínas (1,8 g/ℓ a 2,9 g/ℓ); enzimas; alantoína (glioxil-diureia – 35 mg/ℓ a 56 mg/ℓ); mucopolissacarídeos e glicoproteínas; polissacarídeos e minerais (cálcio e ferro).
  - ação principal: regeneradora da pele no tratamento do fotoenvelhecimento cutâneo. Pesquisas mostraram que o extrato da secreção do caracol age por ativação das células de Langerhans, cuja atividade decai durante o envelhecimento devido às constantes exposições solares.
  - as enzimas reparadoras ativam as funções cutâneas e melhoram sua condição geral, suavizando a pele porque diminuem seu espessamento.
  - concentração de uso: 1% a 10% em cremes, géis rejuvenescedores, séruns para área dos olhos e dos lábios e loções corporais pós-sol.

Ativos sintéticos ou semissintéticos

SILANÓIS OU SILÍCIOS ORGÂNICOS

O silício faz parte das estruturas do colágeno, da elastina, das proteoglicanas e das glicoproteínas, que formam as estruturas de sustentação da derme.

Com o avançar da idade, a assimilação do silício diminui, restando o recurso da reposição pelas áreas farmacêutica e cosmética. O desenvolvimento de tecnologia para obtenção de silício orgânico por síntese química e seus derivados é patenteado por empresa sediada em Mônaco. A atividade fundamental dos silanóis é a sua capacidade de regularizar o metabolismo celular. Alguns dos principais ativos são:

- **Algisium C e C2** – é o manurato de metilsilanol, cujo radical é o ácido algínico, um dos componentes do *Fucus* (alga). Favorece a biossíntese de macromoléculas. Possui ação antirradicais livres e anti-inflamatória. Previne a glicação de proteínas. Concentração de uso: 2% a 6%.
- **Argisil C** – é o arginato de silanetriol. Estimula a liberação de mensageiros endógenos capazes de modular a lipólise e o estoque de gordura nos adipócitos. Concentração: +/– 5%.
- **Ascorbosilane C** – é o pectinato de ascorbil-metilsilanol. Como antirradicais livres, é regenerador do tecido cutâneo e normalizador da pigmentação cutânea. Concentração de uso: 3% a 5%.
- **Cafeilsilane C** – silício ligado à cafeína pura e ao ácido algínico. Ação lipolítica, mediante o estímulo do monofosfato cíclico de adenosina (AMPc). É encontrado em produtos para o corpo

(anticelulite), favorecendo a drenagem dos tecidos; para a face, como reestruturante, e para o contorno dos olhos, melhorando o inchaço. Concentração de uso: 3% a 6%.

- **Capillisil HC** – salicilato de silanediol e trietanolamina. Previne a queda dos cabelos, a seborreia e reações inflamatórias do couro cabeludo. Concentração de uso: até 3%.
- **D.S.B. C** – salicilato de silanediol. Inibe comunicadores celulares envolvidos no processo de inflamação e combate radicais livres. Possui ação antiacne e antisseborreica. Concentração: 2% a 6%.
- **D.S.H. CN** – é o hialuronato de dimetilsilanol. Hidratante, citoestimulante, regenerador e reestruturante, devolvendo a elasticidade do tecido cutâneo. Concentração: 4% a 6%.
- **Hyaxel®** – Ácido hialurônico e metil silanetriol. O silanol aumenta as propriedades do ácido hialurônico. Evita a inflamação devido à fragmentação do ácido hialurônico. Propriedades: reestruturação e citoestimulação.
- **Hydroxyprolisilane CN** – é o aspartato de metilsilanol e hidroxiprolina. Acelera o processo regenerativo e restaura a elasticidade cutânea. Normaliza a permeabilidade capilar. Previne a formação de estrias. Concentração: 2% a 6%.
- **Liposiliol C®** – dioleil tocoferil metilsilanol. É a versão lipossolúvel dos silanóis. Protege a pele contra os fatores do envelhecimento pela reorganização dos lipídeos da membrana celular e se opõe aos radicais livres.
- **Methiosilane C** – é o elastinato de acetilmetionil metilsilanol. Normaliza a queratogênese, regulariza a secreção sebácea, promove o crescimento das unhas e estimula o sistema piloso, fortalecendo os fios. Concentração: 2% a 6%.

- **Procollasyl®** – associa o silanetriol, o colágeno marinho hidrolisado, a proteína de arroz hidrolisada (peptídeos do arroz) e a glicerina. Intensifica a produção de colágeno e o processo regenerativo da pele. Ideal para pele desvitalizada e fatigada. Concentração: 2% a 5%.
- **Silicium P®** – monometilsilanetriol. Repõe o teor de silício perdido no organismo com o passar dos anos. Propriedade: reestruturador da arquitetura dérmica e organizador dos constituintes da matriz extracelular. Tem ação antiglicante. Concentração: 3% a 8%.
- **Theophyisilane C** – associação balanceada de extrato de bile, extrato de hera (*Hedera helix*) e um éster do ácido tartárico e polioxietilenoglicol. Ação lipolítica devido à presença da teofilina.
- **Xantalgosil C** – silício orgânico ligado à acefilina, que é uma xantina, e extrato de semente de Longan (*Dimocarpus-longanlour*, da família da *Sapindaceae*). As sementes desse fruto conhecido como "olhos-de-dragão" contêm substâncias fenólicas que auxiliam o Xantalgosil em sua ação. O Xantalgosil inibe a fosfodiesterase e aumenta a firmeza dos tecidos, pelo estímulo da biossíntese do colágeno.

Outros ativos especiais

- **Aquaxyl™** – Associa o glucosídeo do trigo e o xilitol da madeira. Possui a propriedade de capturar a água do ambiente, mas também de estimular a pele a sintetizar ceramidas e glicosaminoglicanos. Reestrutura a derme e a epiderme. Concentração de uso: 3% a 5%.

- **Aqualance™** – Associa o eritritol e Homarine HCl (homomarine é um metabólito encontrado em vários moluscos marinhos, também conhecido como ácido n-metilpicolínico). Protege a pele contra o estresse e a desidratação provocados pela exposição aos raios UV. Assegura a aquahomeostase das células da pele e progressivamente reidrata as diferentes camadas da pele.
- **PCA-Na** – Para uso cosmético, é obtido por uma reação de ciclização do ácido glutâmico que, por sua vez, é obtido do açúcar de beterraba. Na natureza, é encontrado em altas concentrações no estrato córneo humano, sendo um dos componentes do NMF existente na pele. Ótima atividade como hidratante. Concentração indicada: 1% a 3%.
- **Ureia** – Como matéria-prima de uso cosmético/cosmecêutico, é obtida por síntese, sendo o primeiro composto orgânico a ser sintetizado artificialmente (em 1828, por F. Woehler), o que derrubou a teoria segundo a qual os compostos orgânicos só poderiam ser sintetizados por organismos vivos. Possui inúmeras e variadas aplicações, mas em cosméticos é um ótimo hidratante e regenerador celular. Concentração máxima de 10% para produtos com finalidade especial (queratolítico). Concentração de 3% para produtos de grau de risco 1. Para concentração maior que 3% e menor que 10%, classificação de grau de risco 2, devendo ser apresentados à Anvisa os testes de segurança. Outras exigências constam do Parecer Técnico nº 5, de 21/12/2010.

Sobre a utilização da ureia em produtos cosméticos, a Anvisa adverte:

1) ela atravessa facilmente a barreira placentária. A absorção pela pele normal é de 9,5% +/- 2,5%, e pela pele lesionada, 67,9% +/- 5,6%;
2) ela pode favorecer o aumento da absorção de outras substâncias ativas;
3) pode ser irritante à pele e aos olhos e, em contato prolongado ou aplicado na pele repetidas vezes, pode causar dermatites;
4) é provável sua degradação em amônia em formulações de pH 7,0.

- **Aquasense®** – Altamente hidratante, estimula a expressão gênica dos canais de água (aquaporines – AQP-3), das proteínas do envelope córneo (filagrina e involucrina) e das proteínas de adesão (fibrinectina), parâmetros essenciais para a hidratação celular prolongada. Além disso, reduz a perda transepidérmica de água (TEWL). Composição: extrato glicólico de angico-branco (*Piptadenia colubrina*) padronizado em polissacarídeos totais.

Nome Comercial	Aplicação	Observações
Biodynes TRF[R]	Estimula as células epiteliais e os fibroblastos, e portanto ativa a reepitelização e produção de colágeno, respectivamente	Obtido a partir de células vivas de levedura. Concentação indicada: 2% a 5%
Biolift	Estimula as funções enzimáticas no nível mitocondrial. Revitalizador celular, melhora o contorno da face, a hidratação e captura radicais livres	Composição: 1) ampola com solução B (contendo vitaminas C, B1, B2, B6, nicotinamida, fosfato de magnésio. 2) Frasco com ativador (contendo L-alanina, L-carnosina, ácido L-glutâmico, glicina, L-lisina, L-prolina, DMAE, L-valina, sais minerais
Cephalipin	Utilizado em loções livres de álcool para pós-barba e é um refrescante para a pele	Cefalina cocoanfodiacetato de sódio

(cont.)

Nome Comercial	Aplicação	Observações
Ceramidas	Funções de barreira, protegendo a pele contra a perda de água excessiva. Auxiliam na restauração da pele danificada por peeling, agentes químicos, etc.	Vários produtos são comercializados como Ceramidas 3: Lactomide (lipídios do leite); Cerasol (Exyldecanol)
Dismutin-BT	ARL, por contribuírem para proteção das biomembranas contra a peroxidação dos ácidos graxos, a despolimerização ou ainda a ligação cruzada dos biopolímeros	É uma solução aquosa de SOD produzida biotecnologicamente. Sua produção é constituída por várias fases, incluindo a fermentação de levedura
Fitobroside®	Reconstituição dos lipídios das membranas nos espaços intercelulares da capa córnea, reduzindo a perda de água transepidérmica	Extrato de germe de trigo
Hyasol	Hidratante	Hialuronato de sódio
Hyd Hydrergy	Hidratante bioenergético celular	Obtido pela fermentação do *Rhizobium melioti* e de uma microalga dos lagos doces do Havaí. Contém poliglucoronato e vitaminas B_1, B_2, B_{12} e niacina. Concentração indicada: 3% a 5%
Hydraprotectol	Hidratante	Biofiltrado *Lactobacillus casei* (hidrossolúvel) + ácido tri-hidroxipalmítico (lipossolúvel). Permite uma hidratação direta das camadas superficiais da epiderme, limitando a perda de água transepidérmica
Mariscan®	Hidratante, controla a turgidez e elasticidade dos tecidos. Apresenta propriedades suavizantes para a pele	Glicosaminoglicanas
Peentacare® - HP Pentacare® - Na	Tensores instantâneos. Podem ser incorporados em make-up	Goma de *Locust Bean* (alfarrobeira) - *Ceratonia siliqua* e caseína hidrolisada. Hidrolisado de glúten do trigo e goma de *C. siliqua*
Pentavitin®	Poder de retenção de água comparado àquele exercido pelos carboidratos da pele	É um complexo de carboidratos muito similar à fração obtida da camada córnea da pele humana, predominando a frutose (37%), a L-glicose (53%), lactose e manose
Phytaluronate	Hidratante, forma uma película tensora sobre a pele	Goma de *Ceratonia siliqua* (alfarroba)
Revitalin®-BT	Revitaliza o metabolismo celular	Glicoproteínas
Trehalose	Hidratante	Dissacarídeo não redutor. É encontrado em muitas plantas em pequena quantidade, mas é muito difundido nos fungos, nos quais desempenha um papel de reserva

Tratamentos cosméticos

Acne

É uma afecção da pele que ocorre por um transtorno da unidade pilossebácea. Afeta cerca de 80% da população jovem.

CAUSAS

- **Internas** – são multifatoriais, por influência principal dos hormônios androgênicos. A produção de sebum é influenciada pela di-hidrotestosterona (DHT), que é o resultado da conversão da testosterona pela ação da enzima 5-alfa-redutase. Portanto, substâncias envolvidas na inibição desta enzima, como o zinco, podem controlar a produção do sebum.
- **Externas** – acne cosmético, que pode ser evitado pelo conhecimento da comedogenicidade de certas substâncias ou fatores físicos, como a radiação UV.

EFEITOS

- Hiperatividade da glândula sebácea;
- queratinização folicular com obstrução do conduto e do óstio, resultando em comedões;

- proliferação de microrganismos, sendo particularmente importantes a bactéria *Propionebacterium acnes* e o fungo *Pity-rosporum ovale*. Esses microrganismos produzem enzimas (esterases) capazes de hidrolisar os triglicéridos do sebo, liberando ácidos graxos livres, que são irritantes;
- inflamação, com aparecimento de pápulas e pústulas.

A atuação do profissional de estética com relação à acne restringe-se a minimizar seus efeitos, orientando o cliente a utilizar produtos cosméticos adequados e específicos para cada uma das manifestações apresentadas. Uma dessas orientações é sobre o uso de produtos cosméticos não comedogênicos, ou seja, produtos que não apresentem altas concentrações de alguns ácidos graxos, de lanolina e derivados, óleo mineral e certos ésteres de ácidos graxos.

ORIENTAÇÃO: Fundamentalmente é importante que o paciente evite manipular comedões e/ou pústulas, ocasionando lesões que podem tornar-se cicatrizes inestéticas. Evitar o uso de cremes gordurosos, dando preferência a géis e loções sem óleo (oil free). O uso de esfoliantes pode ser útil em alguns casos (microcomedões), sendo desaconselhável no estágio de pústula. A higienização correta da pele é essencial.

PRINCÍPIOS ATIVOS MAIS UTILIZADOS NO TRATAMENTO ESTÉTICO DA ACNE

- **Higienizantes** – utilizam-se, em geral, tensoativos capazes de emulsionar o material gorduroso e as impurezas, removendo-os em seguida. Dá-se preferência aos tensoativos menos agressivos para a pele, como:
  - anfóteros (betaínas de coco);
  - não iônicos: alquil poliglicosídeos (Plantaren®, Glucam®).

Nas formulações higienizantes, além dos tensoativos, são incluídos outros ativos, como substâncias esfoliantes, queratolíticas, antissépticas, calmantes, etc.

- **Esfoliantes** – substâncias que promovem uma leve descamação das células epidérmicas mortas por meio de ação mecânica. As principais são:
  - microesferas de polietileno, o qual pode estar associado com zinco e ácido salicílico, sendo comercializado também em forma de barra (sabonete);
  - pó de cavalinha *(Equisetum arvense)* – as folhas são ricas em óxido de silício, atuando como esfoliante suave. Pode ser adicionado a sabonetes cremosos no momento da aplicação;
  - pó de sementes de damasco (*apricot*), casca de nozes, etc.
  - púmice – consiste em um complexo de silicatos de alumínio, potássio e sódio, cuja origem é vulcânica, encontrado principalmente no arquipélago grego;
  - glicosferas de papaína, que associam a esfoliação física com a biológica por causa da presença da enzima papaína;
  - tapioca *(Manihot esculenta)* – as fibras naturais da tapioca (Farmal Fiber T1®) promovem uma esfoliação suave, ajudando a acelerar a renovação celular. Utilizada em sabonetes, géis e cremes.
  - seda de arroz – obtida por calcinação da casca do arroz (*Orysa sativa*). Tem propriedades esfoliantes e atua como dermopurificante e absorvedor de oleosidade. Concentração: 0,5% a 7%.
  - partículas do bambu (*Bambusa arundinaceae*).

- **Queratolíticos** – significa "quebra" da queratina, ou seja, são substâncias capazes de desorganizar quimicamente a molécula de queratina, removendo as células epiteliais em níveis que dependem da concentração do ativo. Pode-se obter essa ação com:
  - resorcina – 1% a 4% (ação queratolítica suave). Uso dermatológico: 20% a 40%, provoca intensa descamação;
  - ácido salicílico – 1% a 5% (até 2% para uso cosmético – RDC nº 215, de 25/7/05);
  - ácido glicólico – enfraquece as ligações entre os corneócitos. Em cosméticos é utilizado de 0,5% a 10%. Nas concentrações entre 40% e 70%, proporciona um peeling químico, que deve ser realizado por médico dermatologista.
  - ácido mandélico – pode ser obtido a partir do extrato de amêndoas amargas. Usado em formulações para fotoenvelhecimento, acne inflamatória não-cística e também na preparação da pele para peeling a laser (resurfacing), e ajuda na cicatrização e prevenção de infecções por bactérias Gram-negativas após este procedimento.
  - keluamida – ativo patenteado por laboratório francês, atua em sinergia com o ácido glicólico.
- **Cicatrizantes** – regeneradores do epitélio:
  - alantoína – princípio ativo encontrado no confrei (0,8%), nas sementes de tabaco, na beterraba, no germe de trigo e também no líquido alantoico de vacas, na urina de bezerros e na casca do castanheiro-da-índia. É também obtido por síntese. Tem ação cicatrizante. Muito utilizado em formulações pós-sol, pós-barba, pós-depilação e para peles sensíveis. É calmante, aliviando o desconforto de irritações de pele. Foi também

reportada sua ação desnaturante do material córneo da epiderme quando usado em solução saturada. Como resultado de estudos subsequentes, pode-se concluir que a alantoína tem efeito amaciante sobre os tecidos hiperqueratósicos em certas dermatoses. Em soluções e emulsões é utilizado em concentrações de 0,01% a 2%.

- *Aloe vera* (*A. barbadensis*) – conhecida no Brasil como babosa. Sinônimos: acibar, caraguatá. Partes usadas: mucílago das folhas. Constituinte químico: mucilagem, cuja composição de glicídios (manose, glicose, arabinose, etc.) lhe confere propriedades hidratante, suavizante e cicatrizante, sendo utilizada na cura de queimaduras agudas e por raios X. Concentração: 1% a 10%.
- tanchagem (*Plantago major* e outras espécies) – possui ação cicratrizante, além de propriedades adstringentes e emolientes.
- acetilmetionato de zinco – renova as células, é cicatrizante, tendo uma ação seborreguladora, já que o zinco é um inibidor da 5-alfa-redutase.

- **Anti-inflamatórios e descongestionantes**
  - ácido glicirrízico – obtido do alcaçuz;
  - alfabisabolol – obtido da camomila. Algumas empresas brasileiras o extraem da árvore *Vanilis nopcis*;
  - azuleno – princípio ativo encontrado no óleo essencial da camomila (± 15% de camazuleno). Atualmente é obtido por síntese. Tem propriedades calmante e suavizante. Especialmente usado em formulações para peles sensíveis e acneicas;

- bardana (*Arctium lappa L.*) – partes usadas: raiz, folhas e sementes. Além de calmante, tem ação adstringente e antisséptica;
- calêndula (*Calendula officinalis*) – parte usada: flores. Tem ação anti-inflamatória lenitiva;
- camomila (*Matricaria chamomilla L.*) – parte usada: capítulo floral. Composição química: óleo essencial, bisabolol, matricina, fitosterina, etc.;
- extrato de *Chrysantellum indicum* (família *Asteraceae*) – indicado para tratamento de acne rosácea. Associado à vitamina P, é um ótimo anti-inflamatório. Estudos mostraram alívio da rosácea, de queimaduras solares e dermatites;
- keluamida e crotamiton – de ação suavizante, acalma a irritação da pele, reduzindo a vermelhidão nos locais lesionados;
- salicilato de dimetilsilanodiol.

• **Antissépticos e adstringentes** – podemos reunir essas substâncias em um único grupo, pois, de modo geral, os adstringentes têm ação antisséptica e cicatrizante. Os principais são:

  - taninos – são polifenóis que, além das propriedades mencionadas, têm ação cicatrizante e descongestionante. São obtidos das plantas:
    - hamamélis (*H. virginiana*, conhecida como "aveleira das bruxas") – rica em hamamelitanino, mucilagem, ácido gálico, safrol e timol. Parte usada: folhas e casca da árvore;
    - gerânio (*Geranium maculatum*) – parte usada: rizoma fresco e seco;

- tomilho ou poejo (*Thymus vulgaris*) – parte usada: toda a planta;
- arnica (*Arnica montana*) – parte usada: flores e rizomas;
- bétula (*Betula alba*) – parte usada: folhas, córtex, brotos;
- alecrim (*Rosmarinus officinalis*) – parte usada: folhas.

- Phytosphingosine – possui a mesma composição e estrutura das esfingosinas da pele. Inibe, em concentrações muito baixas, o crescimento de microrganismos Gram-positivos e Gram-negativos e de fungos. Tem ação anti-inflamatória;
- óleo de melaleuca (tea tree oil) – obtido da *Melaleuca leucadendron*. Parte utilizada: óleo essencial destilado das folhas e dos ramos frescos. É rico em cineol, terpineol, l-pineno, etc. É ativo contra bactérias Gram-negativas e Gram-positivas e fungos. Tem odor canforáceo. Concentração indicada: 0,5% a 5%;
- óleo de nanuka – obtido da *Leptospermum scoparium*. Tem sua origem na Austrália e na Nova Zelândia. Parte utilizada: óleo essencial obtido por destilação (arraste de vapor) das folhas e pequenos ramos. Constituintes: flavesone (58 g/ℓ a 68 g/ℓ), isoleptospermone. É ativo contra bactérias Gram-positivas (*Stafilococos* e *Estreptococos*, *Propionibacterium acnes*). Tem também atividade antifúngica.
- Epicutin TT® (ciclodextrinas de óleo de melaleuca) – é um antiacneico que promove uma redução significativa de comedões e pústulas e absorve o excesso de oleosidade da pele. Dosagem indicada: 5% a 10% em emulsões, géis-cremes, emulsões oil free e géis fluidos;
- óxido de zinco – adstringente suave. Faz parte de várias formulações dermatológicas contra queimaduras de sol

(calamina, Caladryl®). A pasta d'água contém cerca de 25% de óxido de zinco;

- sulfato de zinco e outros compostos contendo zinco, como o complexo de PCA + zinco. O PCA é uma molécula de identificação cutânea e o zinco regula o equilíbrio sebáceo;
- cânfora – atualmente é obtida por síntese;
- própolis (do grego, "em defesa da cidade") – material complexo produzido pelas abelhas a partir de substâncias resinosas e balsâmicas. Esse material é modificado pelas abelhas por adição de secreções salivares e ceras. Função natural: proteção da colmeia pelo fechamento de frestas, evitando a entrada de microrganismos e insetos. Também é usado no preparo de locais assépticos para que a abelha rainha deposite seus ovos.

  Função cosmética: antisséptico e reestruturador da pele, adstringente, anti-inflamatório e cicatrizante. Ativo contra bactérias Gram-positivas e Gram-negativas e fungos. Em razão da presença de aminoácidos livres e certos oligoelementos, participa da síntese do colágeno e da elastina.

  Composição química: é variável, pois depende da região da coleta do material. Contém aminoácidos livres, vitaminas (B_1, B_2, B_6, C e E) e oligoelementos (Cu, Fe, Mn, Ca, Al, vanádio e silício), ácidos benzoico (e derivados), cinâmico (e derivados), cafeico, ferúlico, p-cumárico, ésteres de benzila dos ácidos cafeico e salicílico, vanilina, betabisabolol, canferol, luteolina, apigenina, etc. O própolis da Bulgária possui cerca de 25 flavonoides;
- Sopholiance – é um bactericida natural de origem vegetal, obtido pela ação fermentativa do lêvedo *Candida bombicola*

sobre um substrato glicídico extraído do trigo e um substrato lipídico obtido das sementes de colza (*Brassica napus L.*). Obtêm-se, assim, lipídios específicos (soforolipídios) que são constituídos por dissacarídeo (soforose = 2 moléculas de glicose) associado a um ácido graxo. É particularmente ativo contra *Corynebacterium xerosis* e *C. acnes*. Concentração indicada: 0,5% a 1,5%.

- Octopirox ou Piroctona Olamina – tem a função de inibir a malassezia, fungo comensal da oelosidade da pele e do couro cabeludo. A descamação está associada à proliferação excessiva do fungo, que ataca principalmente comissuras naso-labial, testa e queixo.

- *Eclipta protata L* ou *E. alba* (família *Asteraceae*) – nomes comuns: agrião-do-brejo; surucuína; false Daisy (inglês), yerba de tago, "Kehraj" (Índia), etc. Encontrada na Índia, China, Tailândia e no Brasil.

  Propriedades: na medicina aiurvédica, o extrato das folhas é considerado um poderoso tônico, rejuvenescedor, e especialmente bom para os cabelos. Em cosméticos, é utilizado como adstringente, diminuindo o tamanho dos poros; além disso, é cicatrizante e imunoestimulante.

  Constituintes químicos: estigmasterol, incluindo oito frações de triterpenoides. Todas as frações exibiram atividade antimicrobiana e antioxidante.

- Glicilglicina – é um dipeptídeo (duas moléculas do aminoácido glicina). Diminui a aparência de poros visíveis. Derivados desse dipeptídeo, como a glicilglicinaoleamida, combatem o efeito do envelhecimento cutâneo. (Mais informações disponíveis sobre o tema em: www.patent.ipexl.com).

ATENÇÃO: Os ativos medicamentosos, como antibióticos (eritromicina, clindamicina), peróxido de benzoíla, etil lactato (principalmente ativos contra o *P. acnes*), ácido retinoico, etc., somente são utilizados com prescrição médica.

- **Antisseborreicos** – são substâncias que atuam:
  - Removendo, pelas propriedades de adsorção ou absorção, a oleosidade excessiva. Geralmente são utilizados sob a forma de máscaras de limpeza. As substâncias indicadas para esse uso são:
    - bentonita – é uma mistura de argilas (principalmente montmorillonita). Forma-se a partir de cinzas vulcânicas;
    - caulim – minério composto de silicatos hidratados de alumínio;
    - Takallophane® – silicato de alumínio com elevada eficiência na adsorção do sebum. Utilizado em concentração de 3% a 8% em loções que não contenham ácidos graxos livres nem géis sem carbopol;
    - Tersil® G – argila cosmética (partículas finas de silicatos, oligoelementos como dióxido de titânio, óxidos de ferro, cálcio, alumínio, magnésio e potássio). Reduz a oleosidade em 29%, sem efeito rebote.
  - Normalizando a secreção sebácea:
    - acnebiol – associação de ácido salicílico, salicilato de dimetilsilanodiol, acetilmetionato de zinco e extratos vegetais (aloe, lúpulo, pepino e limão). Contém ainda proteínas estruturais. Possui ação queratolítica, anti-inflamatória e sebo-reguladora pela ação do acetil metionato de zinco. Controla a queratogênese graças à atuação do

ácido salicílico, estimula a renovação celular e acelera o processo de cicatrização pela ação dos extratos vegetais.

- bioapis – extratos de mel, propólis, pólen e geleia real. Regula a oleosidade, tendo também propriedades estimulantes, antioxidantes e hidratantes.
- cisteinato de carboximetil lisina (Tiolisina®) – regulador das glândulas sebáceas quando usado topicamente;
- abietoil soy polypeptide – surfactante lipoproteico sebostático;
- vitamina B_6 (cloridrato de piridoxina) – a deficiência dessa vitamina ocasiona uma dermatite semelhante à seborreia. No organismo, o cloridrato se transforma no fosfato de piridoxina, uma coenzima que participa da biotransformação de sulfoaminoácidos e dos ácidos graxos, reduzindo a produção do sebum;
- biotina (vitamina H) – funciona como cofator para enzimas envolvidas na síntese de ácidos graxos;
- triaceto de pantenila e acetato de farnesila (Unitrienol T-27) – complexo bioativo que atua intermediando a síntese do esqualeno e do colesterol, produzidos pela glândula sebácea. Dessa maneira regula o ritmo de produção do sebum;
- Ictiol ou Ichthamol é o *Ammonium sulfobituminosum* – composto orgânico sulfurado natural, obtido de rochas betuminosas por destilação. Possui ação adstringente e antibacteriana. Controla a secreção sebácea. Concentração indicada: 0,2% a 1,5%. É considerado um cosmecêutico;

- Regu-SEB® – associação do óleo de caroço da *Argania spinosa*, extrato de sementes de gergelim (*Sesamum indicum*) e extrato de fruta da *Serenoa serrulata*. Regula o sebum a partir da inibição da 5-alfa redutase;
- extrato seco de *Sabal serrulata* ou *Serenoa repens* – extrato lipídico (45% de ácidos graxos livre) extraído de pequena palmeira nativa da América do Norte. É conhecida também como saw palmetto e scrub palm. Constituintes: ácidos graxos, carotenos, uma enzima lipase, açúcares, saponinas esteroidais, betassitosterol, cicloartenol, lupeol, estigmasterol, etc. Regula a secreção sebácea. Atualmente proibida, conforme o artigo 37 da RDC nº 48/2006;
- PAM-Extract® – obtido das sementes de toranja ou grapefruit. Contém bioflavonoides. Propriedades: anti-hialuronidase, antifosfodiesterase, anti-inflamatória, regularadora do sebo e antimanchas.
- Puramex ZN – é o lactato de zinco. Controla a secreção sebácea pela presença do zinco, enquanto o lactato evita o ressecamento da pele, pois faz parte do NMF.

- **Outros ativos**
  - AC.NET™ – associação do ácido oleanólico e ácido nordi-hidroguairético (NDGA) apresentado em um gel osmótico. É considerado para o tratamento global da pele oleosa e com propensão à acne, pois combate erupções cutâneas pela redução da hiperseborreia, da hiperqueratose, da inflamação e da proliferação bacteriana. Concentração recomendada: 3%;
  - ácido azelaico – sebostático. Clareador de manchas. Concentração usual: 10% a 20%. Uso com prescrição médica;

- azeloglicina (diglicinato de azeloil potássio) – sebostático. Também indicado para peles com manchas melanogênicas e desidratadas. Não apresenta efeito citotóxico nem fotossensibilizante, sendo utilizado em cosméticos;
- Bakuchiol + ácido ursólico lipossomado – bakuchiol é um terpeno que tem um anel aromático em sua estrutura química. Possui atividade antioxidante, protegendo a mitocôndria contra o estresse oxidativo. Tem também ação anti-inflamatória, antibacteriana, entre outras. Foi investigada sua aptidão para estabilizar o retinol e lipídeos polinsaturados que são a chave de ingredientes para o cuidado da pele. Atenua o desenvolvimento de marcas e microcicatrizes associadas à pele oleosa predisposta a acne. Normaliza o processo de reparo da pele, reduzindo a aparência característica de poros abertos. O ácido ursólico é um composto triterpênico encontrado em várias espécies vegetais (por exemplo, nas folhas da macieira), com ação anti-inflamatória, antimicrobiana, antiulcerosa, entre outras.
- Bioexcitruscomplex – Extrato de frutas cítricas: kiwi (*Acnidia chinensis*) e limão (*Citrus medica limonum*). Propriedades: ação queratolítica suave. Hidratante e adstringente. Concentração de uso: 0,5% a 7%.
- Cutipure CLR® – Associa os óleos de *Hydnocarpus kurzii*, *Nigella sativa*, *Leptospermum scoparium*; aminoácidos do trigo; capriloil glicina; extrato da casca da *Magnolia officinalis* (calmante para a pele). Combate a oleosidade excessiva e mantém a inflamação sob controle.
- Matipure® – Associa silicato de alumínio e magnésio, hidroxietilcelulose, óleo de semente de *Nigella sativa* e óleo de semente de abóbora (*Cucurbita pepo*) e fosfolipídios.

Propriedades: diminui o sebo após uma hora de aplicação e promove o efeito mate. É anti-inflamatório.

- oligoidyne-1-complex – constituído de oligoelementos (zinco, cobre, magnésio e manganês) ligados ao aminoácido ácido aspártico;
- extrato de tetraselmis (Tetracosm) – é um extrato de fitoplâncton obtido de uma nova variedade de alga, a *Tetraselmis suecica*, rica em vitaminas e oligoelementos essenciais, como zinco, cobre e manganês. Participa de formulações para peles oleosas ou com tendência à acne, como gel seborregulador e loção de limpeza. Concentração indicada: 1% a 5%.
- Sepicontrol A5 – é o capriloyl glicine e sarcosina e extrato de casca de *Cinnamomum zeylanicum* (canela). Propriedades e aplicações: ativo para tratamento cosmético da acne, com ações de controle da oleosidade e inflamação da pele acneica. Concentração usual: 2% a 4%;
- ALP-Sebum – é produzido a partir de uma planta alpina rara, cultivada nos alpes suíços (*Epilobium fleischeri*). Reduz a produção de sebo e a aparência oleosa da pele, reduzindo o tamanho dos poros.
- Tego® Policosanol – é uma composição natural de alcoóis alifáticos superiores, extraídos da cera de cana-de-açúcar, e recomendado para o tratamento de peles oleosas no controle do sebo e inibidor do crescimento de microrganismos;
- Acnacidol® BG – obtido por síntese do óleo de mamona. Constituído pelos ácidos hidroxidecanoico-10 (presente na geleia real) e sebácico. Atividade antibacteriana e antifúngica. É um seborregulador utilizado no controle da oleosidade, inibindo assim o desenvolvimento do *Propionybacterium acnes*. Concentração recomendada: 2,5%;

- Salisoap® – Sabonete – contém ácido salicílico, enxofre e triclosano.
- Sebonormine® – é o extrato obtido da alga *Spireae ulmaria*, que contém taninos e ácido gálico. Reduz a ação da enzima 5-alfa-redutase, responsável pela formação da di-hidrotestosterona (DHI) e consequente diminuição da atividade secretora das glândulas sebáceas, prevenindo assim a proliferação bacteriana. Tem também ação adstringente e contrativa dos elementos estruturais da pele, diminuindo a visibilidade dos poros. Essa contração é mecânica, minimizando a excreção do sebum para a superfície da pele. Essa ação ocorre devido à presença de polifenóis no extrato da alga.
- TSC (Teenager Skin Complex) – reúne as propriedades de *Calendula officinalis*, *Citrus medica limonum*, *Humulus lupulus* (lúpulo), *Hypericum perforatum*, *Saponaria officinalis* e *Arctium lappa* (bardana). Nessa associação estão antocianidinas, taninos, fitoesteróis, aminoácidos e minerais. Propriedades: anti-inflamatória, adstringente e antisséptica. Rápida ação secativa da acne.
- Vital ET® – contém o dissodium lauriminodipropionato tocopheryl phosphates. Topicamente a vitamina E (alfa-tocoferol) necessita estar associada com uma proteína de transporte para ganhar acesso à derme, especialmente aos fibroblastos (outro veículo da formulação também pode prover esse transporte). Além disso, é necessário manter a vitamina E estável até ser usada, e isso pode ser conseguido pela fosforilação. Ação: diminui a vermelhidão inflamatória de peles acnéicas; clinicamente mostrou reduzir o eritema induzido por radiação UV; aumenta a resistência à inflamação causada por estresse ambiental. Usado no tratamento da acne, de cicatrizes, de rosácea e antienvelhecimento.

Parecer Técnico nº 2, de 9/6/2005: Não é permitido o termo "seborreia" em produtos cosméticos, pois poderia conduzir a distorções por parte do consumidor, que poderia confundir este termo com "dermatite seborreica", o que não se encaixa na definição de "cosméticos".

Rosácea (acne-rosácea ou cuperosis)

É uma dermatose inflamatória crônica que se manifesta, de preferência, no centro da face, podendo alastrar-se pelas bochechas, nariz, testa e queixo. A maior ocorrência é entre adultos de 30 e 50 anos. As mulheres são mais suscetíveis, mas os homens desenvolvem formas mais graves, com aparecimento de nódulos inflamatórios que aumentam o tamanho do nariz, o que é conhecido como rinofima.

As causas parecem ser diversas. Segundo a Sociedade Brasileira de Dermatologia, as mais importantes são:

- predisposição genética;
- alterações emocionais e hormonais;
- mudanças bruscas de temperatura;
- exposição solar;
- uso de medicamentos vasodilatadores ou fotossensibilizantes,
- consumo de bebidas alcoólicas;
- ingestão de alimentos condimentados.

Os efeitos variam em função da evolução da doença. Podem ser:

- tendência à ruborização facial passageira;
- eritema (com o aparecimento de telangiectasias) – vermelhidão que não regride, aumentando o calor e a ardência facial; e

- aparecimento de pápulas ou pústulas. Essas lesões inflamatórias são diferentes daquelas provocadas pela acne, porque não apresentam pontos pretos (comedões).

Algumas empresas produtoras de cosméticos apresentam linhas específicas para auxiliar o tratamento de rosácea em seu primeiro estágio, atuando sobre a microcirculação com ativos calmantes para a pele.

Abaixo são apresentados os ingredientes existentes em uma formulação CCream dirigida a peles sensíveis com tendência à rosácea:

Água/Glicerina/Shea butter/diisopropil sebacate (um derivado do ácido sebácico)/octocrilene/C30-45 alquil dimethicone/Dimethicone/Ethylhexyl salicylate/Ethylhexyl metoxcinnamate/Butylene Glycol/Sucrose/Ammonium polyacryldimethyl tauramide/Ammonium polyacryloyldimetyl taurate.

Benefício: hidrata a pele e dá ao rosto o alívio e o conforto necessários. A vermelhidão é visivelmente corrigida.

A consulta a um dermatologista é importante. Em clínicas dermatológicas são utilizados laser vascular ou luz pulsada. Essas sessões devem ser realizadas no inverno, evitando-se assim a exposição ao sol.

Outros ativos:

- **Rosage** – é um extrato das sementes da tamareira (*Phoenix Dactylifera*) no estado de dormência, que é o período de produção de um agonista sobre o receptor alfa-2-adrenérgico, responsável pela vasoconstrição, uniformizando o tom da pele e diminuindo os sintomas da rosácea e olheiras.
- **Telangyn™** – é um tetrapeptídeo desenvolvido para minimizar os efeitos da rosácea. Diminui a degradação

da matriz extracelular e previne a hiperpigmentação pós--inflamatória. Geralmente é utilizado em conjunto com o Rosage.

- **Vitaminas B3 (PP ou niacina) associadas à vitamina CG (vitamina C biodisponibilizada)** – a vitamina B3 controla a fixação e a liberação de histamina, substância inflamatória que se libera com o estresse, promovendo o aparecimento da vermelhidão pela dilatação dos vasos sanguíneos. A vitamina C estimula a síntese de colágeno, importante constituinte da parede dos vasos capilares. Um produto que contenha essas vitaminas controla o início da vermelhidão, diminuindo a chance de evoluir.

  Observação: G significa Genetic Factors e está relacionada à biodisponibilidade da vitamina C na pele, podendo ser liberada aos poucos.

Discromias

São patogenias caracterizadas por alteração da cor da pele.

HIPERCROMIAS (AUMENTO DE PIGMENTAÇÃO)

Os tipos mais comuns são:

- **Melasma** ou **cloasma** – hiperpigmentação facial que afeta frequentemente mulheres grávidas ou que usam drogas anovulatórias. Está associado, em geral, com diversas alterações hormonais (estrógeno). Pode ocorrer em menor frequência em homens ou mulheres sem distúrbios endócrinos. Pode também aparecer em pessoas com predisposição genética.

Essas manchas pigmentadas, em tom castanho, desenvolvem--se e aumentam de intensidade com a exposição solar, que é estimulante da formação de melanina.

- **Efélides** ou **sardas** – manchas castanho-claras que aparecem na infância, após exposição solar. Têm frequentemente caráter hereditário, aparecendo em particular em indivíduos ruivos.
- **Melanose solar** ou **lentigo actínico** – acomete pessoas mais jovens, excessivamente expostas ao sol e – **lentigo senil** – manchas marrons, variando de claras a escuras, que surgem no dorso das mãos e antebraços em indivíduos com mais de 40 anos.
- **Hiperpigmentação pós-inflamatória** – frequente em pessoas morenas e que ocorre após procedimentos de dermoabrasão, peelings enérgicos, acne e mesmo após depilação.

As agressões mecânicas contribuem para desencadear as respostas imunológicas e ativar a produção de melanina. No caso de depilação, essas manchas são mais frequentes no buço, axilas e virilhas. A exposição ao sol só é recomendada depois de 72 horas do procedimento.

Os princípios ativos utilizados no clareamento da pele estão fundamentados:

- na inibição da síntese da melanina, que ocorre nos melanócitos a partir da ação da enzima tirosinase sobre o aminoácido tirosina. Para isso, é necessário o cofator cobre;
- no impedimento da transferência da melanina do melanócito para o queratinócito;
- na esfoliação/peeling, ou seja, eliminação do pigmento já existente (ex.: ácido glicólico e os AHAs, de modo geral);
- na alteração química da melanina.

NOTA: por ser o sol o fator desencadeante fundamental, deve-se fazer uso constante de filtros solares em qualquer caso de hiperpigmentação.

TRATAMENTOS

PA despigmentantes	Propriedades	Concentração usual	Observações
AA 2G (ácido ascórbico 2-glicosídeo)	O ácido ascórbico é liberado quando em contato com a pele, promovendo o benefício. Na pele está presente a enzima alfaglicosidase, responsável por essa liberação.	1% a 2%.	Clareia o tom de pele e reduz manchas senis.
Achromaxy IS É o extrato de *Brassica napus*	Ação clareadora e iluminadora da pele; diminui a atividade da tirosinase.		Usado no tratamento de manchas senis.
Ácido aminoetilfosfínico (PA de Albatin®)	Inibe a melanogênese submetida à radiação UV, uniformizando a coloração.		O ácido aminoetilfosfínico inibe a ação enzimática da dopacroma tautomerase, se opondo à polimerização espontânea e evitando assim a formação da melanina.
Ácido dioico (Octadecenedioico)	Duplo mecanismo de ação: inibe a produção da melanina e diminui sua transferência para os queratinócitos.		
Ácido fítico	Atua de forma semelhante ao ácido kójico® (inibe o cobre).	2%	É obtido do farelo de arroz, aveia e germe de trigo.
Ácido glicólico	Esfoliante.	5%-10%	Uso dermatológico. Pode ser utilizado em associação com outros despigmentantes, como ácido kójico®, hidroquinona.
Ácido Kojico®	Atua como agente quelante do metal cobre, elemento do qual a enzima tirosinase depende para a formação da melanina. Não é citotóxico.	1%	Obtido a partir da fermentação de um substrato pelo fungo *A. orizae*.

(cont.)

PA despigmentantes	Propriedades	Concentração usual	Observações
Ácido m-tranexâmico (trans-ácido 4 amino-metil--ciclohexano carboxílico)	Controla a produção de melanina.		Substância sintética semelhante à lisina. Pode ser associado ao ácido ascórbico, extrato de alcaçuz e extrato de semente de uva. A patente japonesa o associa ao ácido hialurônico acetilado.
Ácido mandélico	É um AHA e, portanto, esfoliante e despigmentante.	2% a 10%	Em formulações, pode ser associado a vitaminas de uso tópico e protetor solar.
Ácido retinoico	Esfoliante.	0,025%-0,1%	Uso dermatológico. Utilizado como um coadjuvante.
Ácido tióctico (ou ácido lipoico)	Atua na fase enzimática pela inibição da tirosinase e na fase não enzimática; intervém reduzindo os radicais livres.		É obtido por clivagem do ácido linolênico, sendo uma coenzima do oxoglutarato desidrogenase.
Aleosin – derivado do *aloe vera*	Clareia a pele através da inibição da tirosinase. Por ser composto hidrofílico, necessita ser associado a substâncias de boa penetração na pele, como os AHA e BHA.		Em máscaras, também pode ser associado ao extrato de uva-ursi.
Antipollon HT®	Clareador por adsorção de melanina pré-formada.	1%-4%	É um silicato de alumínio que age adsorvendo a melanina já formada, eliminando-a; é diferente dos outros clareadores, que inibem a formação da melanina.
Arbutin®	Atua inibindo a atividade da tirosinase. Não é citotóxico.	1%-3%	Heterosídeo obtido das folhas da uva--ursina (*Arctostaphylos uva-ursi*). Sua ação clareante é devida à presença de hidroquinona, que é a parte não glicídica da arbutina.

(cont.)

PA despigmentantes	Propriedades	Concentração usual	Observações
Axolight®	É uma solução de arabino xylo-oligossacarídeos. Clareia a pele pela inibição da melanogênese.		É obtido por extração da farinha do trigo hidrolisada.
Azeloglicina®	Tem também atividade sebostática, controlando a produção do sebum e podendo ser utilizada no tratamento da acne.	5%-10%	É o diglicinato de azeloil potássio. Ácido azelaico complexado, o que reduz sua ação citotóxica, podendo ser utilizado em produtos cosméticos.
Belides™	É o extrato da flor da *Bellis perennis* (margarida ou daisy). Reduz a ação dos mediadores pro-melanogênicos, como a endotelina-1 e a MSH (Melanin Stimulating Hormone). Também age na transferência dos melanossomos para os queratinócitos.		Clareia a pele, reduzindo a cor de manchas senis e desordens na pigmentação
Biowhite, extrato de *Saxifraga sarmentosa*, extrato do fruto de *Vitis vinífera*, extrato de amora (*Morus bombycis*) e extrato da *raiz de Scutellaria baicalensis*	Clareia a pele pela inibição da tirosinase, antirradicais livres e ação anti-inflamatória.	1% a 4%	Uso em cremes.
Chromabright™	É o dimethylmetoxy chromanyl palmitate. Possui eficácia clareadora similar à hidroquinona, na mesma concentração, sem apresentar problema de citoxidade.		
Cytovector™	Contém ácido ferúlico e o laurdimonium hidroxipropil hidrolisado da proteína de soja. Propriedade: despigmentante.		
Darkout® – extrato do rizoma da planta *Hypoxis rooperi spinosa e Gum caesalpinea*	Clareia manchas e sardas, inibindo a síntese da tirosinase. Deixa a pele mais radiante.	1,0% a 4%	

(cont.)

PA despigmentantes	Propriedades	Concentração usual	Observações
Elaeis guineensis oil (óleo de dendê); *Arachis hypogaeae oil* (óleo de amendoim) e *Evernia prunastri Extract*	Utilizado em cremes clareantes.		*E. prunastri*, também conhecida como oakmoss e "el musgo del roble", é um líquen que fica aderido ao tronco e ramos do carvalho (oak) e do qual foi isolada a L-arginina decarboxilase.
Extrato de *Polypodium Leucotomos*	Aumenta a proteção durante a exposição à radiação UV, diminuindo a chance do aparecimento de manchas. Ao mesmo tempo, clareia as já existentes.		Essa planta (espécie de samambaia) tem sua origem na América Central.
Extrato de tangerina japonesa (*Citrus reticulata Blanco*, variação unshiu), é padronizado em tiramina (uma monoamina derivada da tirosina).	Promove a despigmentação e o clareamento de manchas senis, uniformizando o tom de pele.		
Extrato vegetal de *Rumex occidentalis*, planta canadense	Inibe a tirosinase.		É associado à vitamina C natural.
Giga White®	Atua inibindo a atividade da tirosinase.	2%-5%	Mistura dos extratos: *Malva silvestris*, *Mentha piperita*, *Primula veris*, *Alchemilla vulgaris*, *Veronica officinalis*, *Melissa officinalis* e *Achillea milefolium*
Glabridiba	Inibe o eritema e a pigmentação induzida pela radiação UVB.		É o principal componente da fração hidrofóbica do extrato de licorice (alcaçuz).
Hidroquinona	Atua inibindo a atividade da tirosinase e apresenta citotoxicidade aos melanócitos.	Até 2% (cosméticos) 2%-5% (uso dermatológico)	Pode apresentar efeitos colaterais, como irritação cutânea, eritema e ardor fotossensibilizante.
Isocell Citrus®	Clareia a pele.		Bioativo extraído da casca do limão.

(cont.)

PA despig-mentantes	Propriedades	Concentra-ção usual	Observações
Melanostatina	Inibe a síntese de melanina, por inibição do hormônio estimulador do melanócito.		É um tripetídeo (prolina-leucina--glicina).
Melanozyme	É a lignina peroxidase derivada de cogumelos que mostrou boa tolerância na pele humana, atuando de maneira diferente dos clareadores tradicionais porque destrói a melanina, enquanto os outros diminuem sua produção.		Tratamento de melasmas.
Melawhite®	Atua inibindo a tirosinase no estágio inicial da melanogênese.	2%-5%	Extrato de leucócitos. Efetivo quando combinado com AHA
Melfade®	Inibidor da tirosinase e clareador da pele (degrada a melanina já existente).	3%-8%	Obtido das folhas de uva-ursi associadas ao fosfato de ascorbil magnésio.
Niacinamida (vitamina B3)	Inibe a transferência de melanina produzida nos melanócitos para as células de superfície.		
Regu-Fade®	Regula as etapas-chave para biossíntese da melanina, deixando a pele com tonalidade mais homogênea e livre de manchas.		É um composto natural puro, idêntico ao resveratrol.
Rucinol	Em testes, o serum a 0,3% melhorou significativamente o melasma, quando comparado ao veículo utilizado.		É o 4-n-butilresorcinol.
Seda de arroz	Obtida por calcinação da casca do arroz (*Oryza sativa*).	0,5% a 7%	Esfoliante, agente dermopurificante e absorvedor de oleosidade.
Unilucent PA-13	Inibe a enzima tirosinase, é antioxidante e tem ação anti-inflamatória.	0,5% a 1%	Contém extrato da raiz de *Rheum rhaponticum*, rico em hidroxistilbenos (dissolvidos em triacetato de pantenila).
VC-PMG®	Atua inibindo a tirosinase. Tem ação antirradicais livres.	1%-3%	Fosfato de ascorbil magnésio.
Wakamine	Extrato da microalga *Undaria pinnatifida*. Inibe a tirosinase, com redução rápida da coloração da pele.		

(cont.)

PA despig-mentantes	Propriedades	Concentra-ção usual	Observações
Whitesphere premium	Associação otimizada e encapsulada de três ativos: extrato da raiz de *Glycyrrhiza glabra* (alcaçuz), fosfato de *Ascorbila Magnésio* e o extrato de *Undaria pinnatifida*. Inibe a melanogênese.		Usado contra manchas senis. Homogeneíza a coloração da pele do rosto e das mãos
Whitessence®	Inibe a transferência de melanina dos melanócitos para as células de superfície e uniformiza a pigmentação anormal da pele.		É uma proteína obtida da semente da jaca (nangka) (jaqueira = *Artocarpus heterophyllus*).
Whitonyl	Em sua composição, aparece a alga vermelha (*Plamaria palmata*). Limita a pigmentação, reduzindo manchas de todos os tipos de pele.		

IMPORTANTE: Mesmo o produto mais eficiente tem seu efeito lento. Assim, é necessário usá-lo com persistência e disciplina por algumas semanas ou mesmo meses.

HIPOCROMIAS (DIMINUIÇÃO DO PIGMENTO MELÂNICO)

Pode ser restrita a certas regiões do corpo. É o caso de vitiligo, uma doença que pode ter origem hereditária, com ocorrência de manchas hipocrômicas, podendo culminar com o desaparecimento de pigmentação (acromia). Os pacientes com vitiligo devem ser encaminhados a um dermatologista. Um artifício bastante utilizado é a maquilagem especial, ou *covermark*, para cobrir esse tipo de imperfeição.

IMPORTANTE: Conforme Parecer Técnico nº 1, de 28 de julho de 2009, a Gerência Geral de Cosméticos determina a proibição dos termos "mancha" e "despigmentante" em produtos cosméticos.

ATIVOS AUTOBRONZEADORES (USO COSMÉTICO)

- **Di-hidroxiacetona** (DHA) – é um monossacarídeo (cetose). É um produto fisiológico do organismo, já que é formado durante a glicólise (quebra da molécula de glicose). Como matéria-prima, é obtida a partir da fermentação do glicerol por microrganismos (*G.oxydans*).

  Mecanismo de ação – ocorre na camada mais externa da pele, havendo então a reação entre o grupo "amino" da queratina com o grupo "hidroxila" da DHA, formando um produto de cor marrom (melanoidina).

  No lançamento de produtos cosméticos com esse ativo, surgiram problemas relacionados a manchas, ressecamento de pele, entre outros. A partir daí, foi desenvolvida a matéria-prima com a associação de DHA e Eritulose.

- **Eritrulose** – é um monossacarídeo com 4 átomos de C (tetrose). É utilizado como bronzeador artificial. O mecanismo de ação é o mesmo que a DHA, complementando-a em formulações cosméticas, dando um bronzeado mais natural.

  Na cosmética, existem ainda os chamados aceleradores e prolongadores do bronzeado:

  - *Accetalan Veg* – complexo de tirosina e peptídeos.
  - *Biotan* – tirosina e carboximetil teofilina metilsilanol, peptídeos do colágeno.
  - *Instabronze* – di-hidroxiacetona e tirosina.
  - *Melanobronze* – ativador melânico natural obtido do extrato de *Vitex agnus castus* (pimenta-do-monge). O extrato contém compostos com propriedades semelhantes à beta-endorfina.

- *Quicksun*™ – autobronzeador que associa o extrato da raiz da *Cinchorium intybus* (chicória) e o extrato da casca e raiz da *Ptychopetalum olacoides* (marapuama). É indicado para peles fototipos I e II. Concentração indicada: 3% a 5%.
- *Quicksun*™ *Matte* – mistura do extrato da raiz da chicória e o extrato das folhas da *Gymnerma silvestri*. Indicada para peles fototipos III e IV. A linha Quicksun age por deposição de pigmentos na pele. Tem ação imediata e dura mais de 8 horas. São eliminados com água e não mancham a pele nem a roupa.
- *Thalitan*® – complexo formado por oligopolissacarídeo marinho obtido da alga *Laminaria digitata* e de moléculas contendo os elementos magnésio e manganês. Além de acelerar o bronzeamento, o complexo protege a pele contra danos causados pelos raios UVA e UVB. Combate o envelhecimento precoce. Concentração de uso: 1% a 2,5%.
- *Tyrosilane C* – acetil tirosinato de cobre metilsilanol.
- *Tirosinato de glicose.*
- *Tyr-ol* – oleil tirosina.
- *Melanobronze* – ativador melânico natural obtido do extrato de *Vitex agnus castus* (pimenta-do-monge). O extrato contém compostos com propriedades semelhantes à betaendorfina.
- *Unipertan* (várias linhas) – acetil tirosina, hidrolisado de proteína vegetal, adenosina, riboflavina.
- *Unitan* – tirosina, riboflavina, hidrolisado de colágeno. Precursor biológico na formação da melanina. Acelera o bronzeamento e protege da radiação solar.
- *Vegetan* – é a DHA obtida por biotecnologia a partir de fontes vegetais renováveis.

ATIVOS PSORALENOS (USO EM MEDICINA DERMATOLÓGICA)

São substâncias fotossensibilizantes, pertencentes à classe de compostos furocumarinos, sendo encontrados naturalmente em várias plantas, entre elas limão (essência de bergamota), figo, etc. Plantas com ativos psoralenos foram utilizadas no Egito já em 1500 a.C.

Da casca e raiz do *Brossinum gaudichaudii* (mamica-cadela ou irerê ou algodão-doce), encontrado na região do cerrado brasileiro, se extrai bergaptenos, psoraleno utilizado como fitoterápico.

PEELING

Procedimento destinado a promover renovação celular por meio da remoção da camada superficial da pele. Tem como finalidade atenuar rugas superficiais, remover comedões, corrigir cicatrizes de acne e atenuar as discromias. Há vários tipos de peeling.

PEELING FÍSICO

Consiste em aplicar um cosmético que contenha substâncias abrasivas para remover células mortas e aumentar a permeabilidade cutânea para absorção de outros princípios ativos.

Aplica-se um produto cosmético no local desejado, fazendo massagens com movimentos circulares e pressão gradual, de acordo com a necessidade de maior ou menor abrasão.

ABRASIVOS FÍSICOS

Apricot kernel (pó de caroço de damasco): produto de origem natural, partículas arredondadas (400 a 500 micrômetros). Concentração usual: 1% a 6%.

Diatomáceas (pó obtido das algas de mesmo nome): produto de origem natural, partículas piramidais. O grau de abrasividade pode ser ajustado de acordo com as diferentes granulometrias.

Algas vermelhas (pó obtido da alga *Lithothamnium calcareum*).

Polietileno: produto de origem sintética, partículas arredondadas (100 a 500 micrômetros). Concentração usual: 0,5% a 1%.

Sílica: produto de origem mineral. Partículas irregulares. Concentração usual: 1% a 6% (depende da granulometria).

Microcristais de óxido de alumínio.

Microsferas de jojoba: óleo de jojoba hidrogenado, 100% natural, não agressivo à pele. Deixa a pele macia após a aplicação.

Microcristais de vitamina C e xilitol: é um peeling diferenciado, estando os ativos na forma de nanopartículas. Traz outros benefícios à pele, além do peeling.

Pó de sementes de várias plantas: lichia *(L. chinensis)*; pêssego *(P. persica)*; tâmara *(P. dactylifera)*; uva *(V. vinifera)*; oliva *(Olea europaea)*; cranberry *(Vaccinium macrocarpus)*.

Pó da casca de amêndoas *(P. amygdalus dulcis)*; argan *(A. spinosa)*; cereja *(P. cerasus)*; Karité *(B. parkii)*; nozes *(Juglans regia)*.

Rocha vulcânica *(Lava pumice)*.

Esses abrasivos podem ser formulados em diferentes veículos, como cremes, géis, loções e sabonetes cremosos.

PEELING QUÍMICO

Consiste na aplicação de um agente esfoliante, que irá produzir uma esfoliação de profundidade variável, seguida de uma lesão e posterior epitelização. Sua finalidade é rejuvenescer a pele, melhorar sua textura e cor e suavizar as rugas.

Quanto maior a profundidade do peeling, maiores são os riscos de ocorrerem complicações, portanto, o peeling químico deve ser realizado com acompanhamento médico.

Em cosméticos utilizam-se:

- AHA (ácido glicólico, mandélico, etc.) em concentrações permitidas pela Anvisa, causando esfoliação leve.
- Ácido pirúvico (ou ácido propanonaoico ou alfaoxopropiônico) – é um alfacetoácido que apresenta propriedades queratolíticas, antimicrobianas e antisseborreicas. Estimula a formação de fibras colágenas e elásticas. Faz parte do peeling de média profundidade.
- LHA® (lipo-hidroxiácido) – derivado lipofílico do ácido salicílico. Por ser lipofílico permite boa penetração nas camadas superficiais.

PRINCÍPIOS ATIVOS MAIS UTILIZADOS

(de uso proibido em cosméticos em função do seu ativo ou pela concentração utilizada)

Ácido glicólico: concentração usual - 40% a 70%. Tem sido utilizado como esfoliante diário da epiderme em concentrações de 5% a 10% (nessa concentração é utilizado em cosméticos). Atua diminuindo a adesão dos corneócitos. O ácido tiodipropiônico, utilizado com o ácido glicólico, tem ação esfoliativa e clareadora. Retexturiza a pele, produzindo sensação sedosa.

Ácido azelaico: concentração usual - 15% a 20%.

Ácido retinoico: concentração usual - 0,025% a 0,1%.

Ácido tricloroacético (ATA ou TCA) - concentração usual - 35% a 50%.

Fenol: fórmula de fenol de Baker.

Remove as queratoses, atenua o fotoenvelhecimento, promove um peeling profundo.

Resorcina: concentração usual - 30% a 40%.

Solução de Jessner: contém resorcina, ácido lático e ácido salicílico.

PEELING BIOLÓGICO

Utilizam-se enzimas proteolíticas que hidrolisam a queratina, diminuindo a espessura da camada córnea. O esteticista deve controlar o tempo de aplicação para evitar efeitos indesejáveis.

As enzimas mais utilizadas atualmente são a papaína, encontrada na *Carica papaya* (papaia) e a bromelina, encontrada no *Ananas sativus* (abacaxi). Essas enzimas podem estar encapsuladas (glicoesferas).

Outros produtos contendo enzimas proteolíticas:

- **Arazyme®** – foi lançado por uma empresa coreana. Trata-se de uma enzima obtida por biotecnologia a partir de um microrganismo que vive no interior de uma aranha de origem coreana (*Nephila clavata*). Apresenta propriedades proteolíticas para diversos tipos de proteína, incluindo a queratina.
  - Propriedades: 1. Peeling superficial, pela remoção de células mortas da superfície cutânea, estimulando a renovação celular; 2. Combate radicais livres (presença de resveratrol no extrato de uva); 3. Estimula a produção de colágeno e elastina; 4. Promove leve clareamento.
  - A Arazyme contém ainda extrato de soja, betaglucan e extrato de uva.
- **Renew Zyme®** – extrato das sementes da romã (*Punica granatum*) – é rico em polifenóis, com "proteínas Chaperones". Estas pertencem a uma família de proteínas que previne a agregação de proteínas recém-sintetizadas, antes que atinjam sua forma ativa, sem alterar o resultado final do processo de enovelamento. O extrato contém ainda taninos condensados e taninos hidrolisáveis (polifenóis responsáveis pela sua maior atividade antioxidante). As sementes são ricas em açúcares, ácidos graxos poli-insaturados, vitaminas e minerais.

- Propriedades: Remove células epiteliais, promovendo a regeneração celular. O ácido elágico, contido no extrato, tem sua participação nessa ação. Tem ação antioxidante.
- Concentração em peeling: 10% a 30%.

PEELING VEGETAL (GOMMAGE)

Consiste em massagens circulares com géis que, com a evaporação de seu veículo, formam grumos que carregam as células mortas, deixando a pele suave e limpa.

PEELING MECÂNICO (DERMOABRASÃO)

Procedimento cirúrgico realizado com a utilização de lixas em alta rotação, eliminando a epiderme e tendo como limite a camada basal, com o intuito de evitar sequelas. São de grande importância os cuidados pós-operatórios. Indicado em cicatrizes acneicas e tatuagens. Somente utilizado por médicos.

COSMÉTICOS HIPOALERGÊNICOS E NÃO COMEDOGÊNICOS

Cosméticos hipoalergênicos e não comedogênicos são produtos que provocam índices menores de dermatite de contato, irritações, reações alérgicas e formação de acne e comedões. São produtos apropriados para pessoas com pele sensível.

As principais características de um cosmético hipoalergênico e não comedogênico são:

- conter o mínimo de conservantes;
- não conter corantes ou essências;
- não apresentar altas concentrações de alguns ácidos graxos, de lanolinas (e derivados), de óleos vegetais e minerais, e de alguns ésteres;

- ter formulações simples;
- ter corantes de baixo potencial alergênico na formulação de produtos para maquilagem;
- conter ativos que irão não só reduzir repostas inflamatórias como também minimizar a irritação neurossensorial. Exemplos: Acti vard™ – ativo constituído pelo extrato de sorgo (*Sorghum bicolor*). Ação: inibição da PAR-2, o que diminui a vermelhidão causada pela inflamação.

A comedogenicidade inicia-se com a variação da composição química dos ácidos graxos livres, secretados pela glândula sebácea, ocorrendo, assim, o espessamento e a solidificação do sebo. Isso impede que ele saia pelo canal folicular, formando o comedão. Cosméticos não comedogênicos são produtos que não favorecem a formação de acne e de comedões. Sua principal característica é não apresentar altas concentrações de alguns ácidos graxos, de lanolina e seus derivados, de óleos vegetais e minerais e de alguns ésteres.

Parecer Técnico nº 5, de 28/9/01, referente ao "Claim" hipoalergênico, é determinado pela GGCOS no item 2.1: "Os produtos que se utilizarem desta menção em sua rotulagem deverão apresentar, obrigatoriamente, por ocasião do registro, testes clínicos de sensibilização cutânea e fotoalergia, de acordo com metodologia reconhecida, que atestem a baixa incidência de reações adversas, sensibilização e fotoalergia".

Envelhecimento cutâneo

O envelhecimento nada mais é que uma série de transformações que ocorrem no organismo em decorrência do tempo vivido. Mas não menos importante que o tempo é o modo como foi vivido.

Causas

- **Intrínseca** – processo de envelhecimento natural, em que se observa queda das funções vitais do corpo, renovação celular comprometida e falha imunológica, o que deixa o organismo mais suscetível a infecções. Esse processo também é conhecido como envelhecimento cronológico, pois está ligado ao tempo vivido.
- **Extrínsecas** – agressões que o organismo sofre de fatores externos, como poluição ambiental, fumo, álcool e principalmente a exposição exagerada ao sol. O fotoenvelhecimento ocorre devido à geração de oxigênio ativo e redução da proliferação de fibroblastos e da matriz extracelular. Esses e outros fatores podem levar ao envelhecimento precoce.

Efeitos

- **Físicos** – pele seca, rugas, flacidez, alteração da pigmentação cutânea, perda de massa corpórea, etc. Há um desequilíbrio lipídico com diminuição da capacidade de retenção de água e redução da renovação celular, o que torna a pele mais fina e com perda do contorno facial (e corporal).
- **Fisiológicos e mentais** – alterações das secreções glandulares (timo), perda da capacidade defensiva com diminuição dos linfócitos T (timo-dependentes), problemas hormonais (estrógenos), aterosclerose, perda de memória, etc.

O envelhecimento, de modo geral, é atribuído aos radicais livres (RL). Os RL são compostos altamente reativos e instáveis que contêm um número ímpar de elétrons em sua órbita mais externa (camada de valência). Cada um desses elétrons "solitários", por razões quânticas, forma par com outro elétron, intervindo em outras reações, como as oxidações. Como todos os seres aeróbios respiram oxigênio, elemento necessário para que ocorra o metabolismo respiratório, mas liberam também os RL, os organismos criaram uma série de mecanismos que os defendem dos seus efeitos adversos. Um desses mecanismos é a existência de um sistema enzimático que neutraliza os RL. São componentes desse sistema:

- **Superóxido-dismutase (SOD)** – apresenta como cofatores o cobre, o zinco e o manganês.
- **Glutationperoxidase** – constituída pela glutationa, que é um tripeptídeo formado por ácido glutâmico, cisteína e glicina. Tem como cofator o selênio, na forma de seleniocisteína.
- **Catalases** – reduzem o peróxido de hidrogênio formado nessas reações em água e oxigênio molecular.

Outros compostos também interferem, protegendo os organismos contra os radicais livres, ao se complementar, por via oral ou tópica, com substâncias antirradicais livres, podendo então obter uma diminuição dos efeitos danosos provocados por eles.

Essas substâncias são selecionadas tendo em vista os mecanismos de ação que levam ao envelhecimento, e assim, em contrapartida, tais substâncias podem minimizar ou eliminar os efeitos do envelhecimento cutâneo. Segundo estudos, dez diferentes mecanismos foram determinados. Isso indica que as moléculas escolhidas com antienvelhecimento devem satisfazer pelo menos alguns deles, como:

1. *Mecanismo de ativação do receptor de retinoides* – os retinoides tópicos atuam nos queratinócitos por meio de dois receptores específicos: os Retinoic Acid Receptors (RAR), que são os principais mediadores dos efeitos retinoides na pele, e o retinoide x receptor (RXR). Este último é uma proteína que se encontra no interior de células (núcleo) e que é ativada por uma série de moléculas (por exemplo, pelo 9-cis-retinoic acid) que trabalham em concordância com outras proteínas, as quais regulam a expressão de genes específicos, controlando no organismo os processos de desenvolvimento, de homeostase e do metabolismo.

   Na epiderme, os retinoides exercem um papel fundamental, modulando a proliferação e a diferenciação de queratinócitos e corneócitos por indução da expressão de queratinas, filagrinas e moléculas de adesão. Na derme, há os retinoides que não são seletivos, ou seja, eles atuam em ambos os receptores, como a tretinoína, e os que são seletivos, como o adapaleno. Nela, os retinoides agem na biossíntese e na deposição de glicosaminoglicanas, além de na biossíntese dos colágenos I e III. Estudos evidenciaram ação antioxidante e clareadora, explicada pelo aumento do *turnover* epidérmico.

Substâncias utilizadas: vitamina A (carotenoides de um modo geral, responsáveis por processos de cicatrização).

2. *Mecanismo de função de barreira* – a falta de hidratação é um dos fatores que alteram a função de barreira da pele, deixando-a mais vulnerável à irritação e à inflamação. A hidratação depende da difusão da água pela pele e também de sua retenção, o que diminui muito com o envelhecimento. Na epiderme, a principal alteração que ocorre em função do envelhecimento intrínseco é o aplainamento da junção dermo-epidérmica (JDE), o que implica no desaparecimento das papilas dérmicas e crestas interpapilares. Como consequência, há uma diminuição da superfície entre essas duas camadas, reduzindo a transferência de nutrientes e a comunicação entre as células.

   Proteínas e lipídeos estão envolvidos na retenção de água. O EC é rico em lipídeos de cadeia longa que formam uma barreira semipermeável para a passagem de água. No envelhecimento, ocorre a diminuição de lipídeos na pele. Substâncias higroscópicas, além de suprir o EC com água, também ajudam a retê-la.

   Substâncias utilizadas:

   - óleos vegetais (gergelim e outros), acetato de tocoferol, etc.;
   - substâncias higroscópicas, como o ácido hialurônico, extratos de algas marinhas ricas em glicosaminoglicanas (GAGs), etc.;

- extrato de raiz de *Imperata cylindrica*, rico em potássio e 3-dimetil-sulfo propionato (DMSP), etc.

3. *Mecanismo de esfoliação* – a queratização normal está baseada no equilíbrio entre proliferação e diferenciação das células e a descamação celular. No envelhecimento, a queratização é alterada: a proliferação das células epidérmicas é reduzida; a diferenciação dessas células se dá lentamente e a descamação é lenta. Assim, queratinócitos ficam mais tempo sobre a pele e mais queratinizados, ficando mais rígidos e tornando a pele envelhecida e frágil.

   Substâncias utilizadas:

   - para descamação: AHA, poli-hidroxiácidos (por exeplo, o ácido múcico, que é um PHA dicarboxílico, derivado do ácido galacturônico, extraído da maçã), ácido salicílico e outros beta-hidóxidos ácidos, etc.
   - para proliferação e diferenciação:
     - creatina – dá suporte de energia. O estresse oxidativo que leva ao envelhecimento afeta o funcionamento da mitocôndria e reduz a atividade da creatinina-quinase, afetando a atividade metabólica da célula, levando-a à senilidade. A mitocôndria, existente em cada célula, incluindo os queratinócitos e fibroblastos dérmicos, une a respiração celular com a produção de energia para formar o ATP (adenosina-trifosfato), armazenando-a como ATP-creatina com a ajuda da enzima creatina-quinase. A energia formada nesse processo dá suporte ao metabolismo celular. A insuficiência mitocondrial também leva à formação de mais formas reativas de oxigênio (ROS), causando uma crise de

energia (menos ATP) que, na pele aparece com o aspecto desagradável;

- ubiquinona – componente natural da cadeia respiratória micondrial;
- peptídeos mimetizadores do fator de crescimento (EGF) – os cremes anti-idade podem conter peptídeos que mimetizam a proteína do fator de crescimento e que é produzida localmente para a cura de lesões de pele, etc.

4. *Mecanismo de ação inibidora enzimática (inibição de metalo-proteinases)* – a manutenção da integridade da matriz extracelular (ECM) baseia-se no equilíbrio entre produção e degradação de seus componentes. Esse equilíbrio é alterado pelo envelhecimento cronológico e ampliado pela exposição ao sol, fumo, poluição, etc. Como consequência, a derme fica com menor número de fibroblastos, reduzindo a capacidade de produzir fibras de colágeno e elastina. O envelhecimento também irá aumentar a fragmentação dessas fibras, o que ocorre pela ação de enzimas específicas: matriz metaloproteinases (MMPs) para o colágeno e elastase para a elastina. O que acontece é um círculo vicioso: o desequilíbrio da ECM vai gerar níveis mais altos de ROS, o que irá reduzir a expressão de enzimas antioxidantes da pele, reforçando o desequilíbrio da ECM. Para interromper esse processo, temos que:
   - reduzir a expressão de agentes oxidantes da pele;
   - inibir as enzimas proteolíticas específicas MMPs para evitar a degradação de fibras colágenas produzidas;
   - estimular a produção do colágeno, da elastina e de glicosaminoglicanas (GAGs).

Fisiologicamente, a atividade das MMPs é bem controlada por seus inibidores teciduais específicos (TIMPs, em inglês), na proporção de 1:1. Esse equilíbrio é importante para a manutenção da integridade da pele. TIMP 1 e 2 representam membros bem característicos desta família de inibidores contra formas ativas de MMPs (TIMP 1 inibe a MMP 9 e TIMP 2 atua sobre a MMP 2).

Matérias-primas que auxiliam no combate às MMPs:

- extrato aquoso de *A. vera* (atividade gelatinolítica das MMP 2 e 9);
- extrato aquoso de *Annona muricata* e chá verde.

Outros ativos, abrangendo cada um dos mecanismos descritos acima, são citados em alguns dos ativos constantes deste capítulo.

5. *Mecanismo antioxidante* – antioxidantes são substâncias que removem radicais livres e espécies reativas de oxigênio (ROS), como nitrogênio e cloro que são tóxicos para as células. Essas substâncias tóxicas são liberadas na respiração mitocondrial durante atividades normais, mas aumentam em casos de exposição a radiações solares, excesso de exercícios físicos, doenças, etc. Como visto no início deste capítulo, o organismo dispõe de moléculas antioxidantes para combater as ROS.

   A indústria cosmética desenvolve, a partir de extratos vegetais e de outros compostos, formulações que podem auxiliar no combate aos radicais livres, como flavonoide cítrico estabilizado (hesperidina), tocoferóis (vitamina E); complexo patenteado de manganês salen, polifenóis, etc.

6. *Mecanismo de comunicação celular para citocinas e matrikinas* – a vida de todos os organismos pluricelulares

baseia-se na comunicação e nas interações entre as células. Se a comunicação for boa e sua interação se der de maneira harmônica, está garantida a normalidade estrutural e química do organismo como um todo, incluindo uma pele saudável.

As citocinas são moléculas (proteínas) sinalizadoras secretadas por um tipo de célula imunológica que estimula outro tipo de célula. Para que haja resposta a uma determinada molécula sinalizadora, a célula deverá ter a capacidade de reconhecer a substância. Este reconhecimento é feito por meio dos receptores localizados na membrana celular. Uma das atividades das citocinas, que interessa a este capítulo, é a mediação de respostas imunes e inflamatórias. A inflamação é uma das principais causas do envelhecimento da pele por gerar radicais livres.

As citocinas incluem as interleucinas (proteínas) e interferons.

As matrikinas são peptídeos que se encontram no tecido cutâneo rodeando os fibroblastos. Elas ativam determinados genes envolvidos no processo de renovação da matriz extracelular e na proliferação celular.

7. *Comunicação celular para agentes neuroprotetores e neurotransmissores* – no tecido nervoso encontra-se uma variedade de peptídeos, como as endorfinas, as encefalinas e o neuropeptídeo Y, que promove a comunicação e a interação entre as células. Substâncias utilizadas: peptídeos de um modo geral.
8. *Mecanismo de fotoproteção* – refere-se à exposição às radiações UVA e infravermelha (IV) – esta última não é proveniente apenas do sol, mas também é emitida por aparelhos

eletrônicos e iluminação artificial. A radiação IV do tipo A também acelera o envelhecimento da pele, produzindo ROS. Estas espécies reativas de oxigênio também podem causar danos ao DNA, ou seja, prejudicam sua replicação correta (o que ocorre durante a divisão celular) ou podem introduzir mutações que aceleram o processo de envelhecimento. Para a proteção da pele contra o dano oxidante do DNA, alguns produtos antienvelhecimento utilizam um complexo de manganês salen (também conhecido como catalizador de Jacobsen), juntamente da ubiquinona.

Os filtros solares protegem a pele somente na faixa da radiação UV. Para a proteção contra radiação IVA, recorremos aos antioxidantes de uso tópico, como ácido L-ascórbico, ácido ferúrilico, extratos vegetais ricos em polifenóis, etc.

9. *Mecanismo de efeito imunológico* – na epiderme são encontradas, em grande número, células dentríticas que participam de reações imunológicas, chamadas células de Langerhans. São originadas na medula óssea, de onde migram para a epiderme. Têm a função de alertar o sistema imunológico para a presença de microrganismos patogênicos e outros corpos estranhos sobre a pele. No envelhecimento, essas células diminuem, deixando a pele imunossuprimida. Como consequência, há maior suscetibilidade a infecções e outros problemas.

   Substâncias utilizadas: ácido hialurônico, por exemplo, que recentemente demonstrou facilitar a maturação das células de Langerhans e sua migração para a epiderme; além de polissacarídeos de vegetais, cogumelos e microrganismos não patogênicos, contendo betaglucanos, que são considerados dotados de atividade imunossupressora.

As glucanas são encontradas na parede celular do *Saccharomyces cerevisiae,* que atua no organismo estimulando as células fagocitárias, enquanto que os mananoligossacrídeos impedem a colonização e a proliferação de bactérias patogênicas, reforçando o sistema imunológico.

10. *Mecanismo para estímulo de neurotransmição de beta-endorfina* – ver capítulo "Evolução cosmética e as novas tecnologias" sobre os neurocosméticos.

A indústria de cosméticos utiliza, em suas formulações, matérias-primas complexas ou misturas de vários ativos com o objetivo de suprir, se não todos, pelo menos parte dos requisitos apresentados por estes dez mecanismos de ação contra o envelhecimento.

São essas substâncias:

- **Ácido alfalipoico (ALA)** – é um ácido orgânico sulfurado derivado do ácido octanoico. É encontrado em todas as células do organismo, sendo um componente essencial da parte da célula responsável pela produção de energia. É encontrado em alimentos como rim, coração, brócolis, espinafre e levedura de cerveja (*S. cereviseae*). É obtido sinteticamente, tendo propriedades antirradicais livres (ARL). É um poderoso antioxidante.
- **Ácido ferúlico (ou ácido 4-hidroxi-3-metoxi-t-cinâmico)** – é encontrado em folhas e sementes de várias plantas, especialmente em cereais (arroz marrom, trigo e aveia), café, maçã, alcachofra, etc. Potencializa o efeito das vitaminas C e E. Reduz o dano do DNA das células, causado pela radiação UV. Tem ação anti-inflamatória, além de prevenir a formação de radicais livres. No ativo cytovector, o ácido ferúlico se encontra nanoencapsulado.
- **Ácidos graxos poli-insaturados (vitamina F)** – melhora as condições de barreira da pele.

- **Alfa-hidroxiácidos** – os AHA atuam bem em pH ácido, trazendo alguma irritação para a pele. Novas tecnologias para minimizar esse efeito vêm sendo estudadas. Uma delas é associar os AHA com proteínas (de aveia, caseína do leite e da soja), condroitina marinha e inulina.
- **Astaxantina** – antioxidante. A astaxantina é um carotenoide (3,3'-dihydroxy-betacaroteno-4,4'-dione) produzido por uma alga de águas frias da Escandinávia, a *Haematococcus pluvialis*, mas que, através da cadeia alimentar, se acumula em outros organismos marinhos como crustáceos (camarões, caranguejos e krill) e em algumas espécies de peixes (salmões e trutas), conferindo-lhes a coloração típica (róseo-alaranjado). A alga, quando exposta às condições de estresse, aumenta sua produção de astaxantina. Este carotenoide não se converte em vitamina A. A astaxantina faz parte de formulações cosméticas ("Rejuvi") que funcionam como um protetor solar, diminuindo manchas, melhorando o tom de pele e minimizando rugas.
- **Betaglucan** – polissacarídeo obtido, por biotecnologia, de uma espécie de levedura. Além de ARL, estimula a atividade de células específicas do sistema imune da pele. Concentração indicada: 0,01% a 0,05%.
- **Beta-hidroxiácidos** – um deles é o ácido salicílico, sendo seus derivados o isopropilbenzilsalicilato e o isodecilsalicilato (Salycuminol®). Obtido do salgueiro *Salix alba* e do *Cuminum cyminum*, apresenta propriedades anti-inflamatória e queratoplástica, sem causar irritações. Previne e age no envelhecimento cutâneo. Concentração indicada: 0,3% a 1,3%. O ácido cítrico também é um BHA, utilizado com a mesma finalidade.

- **Bioflavonoides** – encontrados em diversos vegetais, protegem o organismo contra os RL. Podemos considerar nesse grupo as isoflavonas, encontradas em várias plantas, como a soja.
- **Carnosina** – a L-carnosina é um dipeptídeo composto pelos aminoácidos beta-alanina e L-histidina. É encontrada naturalmente nos músculos e em vários outros tecidos, tendo potente ação antioxidante. Previne a glicação e o *cross link* proteico.
- **Celldetox** – extrato hidrolisado de *Candida saitoana* (levedura), rico em alfaglucanos. Ação: estimula a autofagia pelo sistema de desintoxicação celular, livrando as células dos constituintes alterados (proteínas oxidadas e lipídeos peroxidados), que se acumulam em seu interior e que poderiam levar à morte prematura dessas células. Melhora a textura da pele.
- **Cisteína** – aminoácido sulfurado que reage com grupos oxidantes, passando à cistina.
- **Coenzima Q_{10} (ubiquinona)** – a ubiquinona é parte da membrana interna da mitocôndria. Ela está envolvida no transporte de elétrons na cadeia respiratória, na redução da nicotina adenina dinucleotídeo (NaDH), pelo sistema citocromo, na oxidação do succinato e na formação da energia armazenada (ATP) no ciclo do ácido cítrico. Concentração indicada: 0,02% a 0,05%.
- **Coffee Berry** – grãos verdes de café, rico em polifenóis que, com outros antioxidantes, previne o dano celular da pele. É um eficaz anti-idade.
- **Commipheroline®** – nome Inci: caprylic/capric triglycerides (and) Commiphora mukul resin Extract. Indicado para preenchimentos cutâneos e antirrugas. Ação: ativação de G3PDH (glyceraldeide 3-phosphate dehidrogenase), uma enzima importante no metabolismo dos lipídeos; estímulo de lipogênese,

aumentando as reservas de triglicerídeos e ajudando a manter o tônus da pele, favorecendo assim o desaparecimento de rugas; atuação como fator limitante para a produção de AMPc, que inibe a lipólise, favorecendo ainda mais os efeitos de preenchimento.

- **Dimetilaminoetanol (DMAE)** – substância precursora da colina e da acetilcolina. Associada ao ácido lipoico, é utilizada em produtos cosméticos para atenuar linhas de expressão, diminuir rugas e devolver o tônus da pele sob o queixo. É comercializada sob diversas formas (citrato, orotato, pidolato de DMAE, etc.), podendo estar associada a outros ativos, além do ácido lipoico. O DMAE, embora não seja um antioxidante, age como tal, pois ajuda a estabilizar as membranas celulares, protegendo-as dos danos causados pelos RL e auxiliando as células a se livrarem de seus catabólitos. É encontrado em peixes marinhos, como sardinha e salmão. No Biosome®DMAE, o DMAE é encontrado lipossomado. Auxilia no combate à flacidez.
- **Dismutin – BT®** – enzima superoxidismutase (SOD) produzida a partir do *S.cerevisae.* Protege a pele dos efeitos nocivos dos RLs formados pela ação dos raios UV e de fatores ambientais. Ajuda a prevenir o envelhecimento precoce, o ressecamento e a formação de rugas e de manchas senis. Indicado para produtos pré e pós-sol (0,2% a 0,5%). É comercializado no Dual Vial System para uso em clínicas de estética.
- **Extrato de *Platycarya strobilaceae*** – captador de radicais livres, inibe a elastase e participa da síntese do colágeno tipo I.
- **Extrato de semente de *Hibiscus abelmoschus*** – esse extrato induziu a uma dupla proteção do FGF-2 (Fator de Crescimento de Fibroblastos): estimula a síntese de glicosaminoglicanas (GAGs) sulfatadas, com efeito semelhante ao sulfato de heparina, que são as moléculas protetoras naturais do FGF-2 (estudo

da Basf Beauty Care Solutions, Lyon, França); e protetor de reparo dérmico, melhorando a textura da pele (principalmente em idosos). Antirrugas – contém ácido hibístico, flavonoides e fitoesteróis.

- **Extrato de sementes do cardo-mariano ou cardo-de--santa-maria (*Silybum marianum Gaertn*)** – rico em silimarinas, que são flavonoides cuja ação é proteger a membrana celular; portanto, protege o tecido cutâneo da ação de poluentes ambientais.
- **Extrato de Shiitake BG** (extrato de *Cortinellus shiitake*) – aumenta a renovação celular e a síntese de colágeno, melhorando a firmeza e reduzindo o aparecimento de linhas finas. Concentração indicada: 1% a 3%.
- **Extrato de timo** – obtido de bezerros. Esse extrato aumenta a capacidade imunológica da pele, minimizando uma série de transtornos, como degenerações das fibras proteicas da derme, processos infecciosos e transtornos na produção normal das enzimas antioxidantes.
- **Glutation** – neutraliza, como a cisteína, o peróxido de hidrogênio. É um tripeptídeo (ácido glutâmico + cisteína + glicina).
- **Idebenona** – nome comercial **Prevage** – é um derivado da CoQ10, sendo sua molécula 60% menor que a do CoQ10, o que melhora sua ação quando aplicado sobre a pele. Captura radicais livres e consta também sua ação clareadora de manchas melânicas. Sua indicação inicial foi para doenças neurodegenerativas e para os efeitos colaterais causados por transplantes.
- **Liposhield® HEV** (nome Inci: melanina) – protege a pele dos efeitos adversos da alta energia da luz visível (HEV = High Energy Visible). Pesquisas recentes evidenciaram que a luz HEV nos comprimentos de onda em que o olho percebe a

luz azul e violeta (400 a 500 nm) é prejudicial à pele porque gera a mesma quantidade de ROS que aquelas produzidas por UVA e UVB combinadas. Assim como a radiação UVA, a luz HEV é silenciosa em promover o envelhecimento precoce: ela não gera vermelhidão (eritema) imediato nem queimadura solar como as produzidas por UVB, e não tem efeito direto no DNA, mas sim indireto pela geração de radicais livres. Usos: em cremes e loções de uso diário, produtos para tratamento antienvelhecimento, protetores solares e base para make up.

- **Longevinol** – nome Inci: water (and) hydrolised *Myrtus communis* leaf Extract (água e extrato hidrolisado de folhas de murta – de *Myrtus communis)*. O extrato das folhas de murta é rico em frações de açúcar, contendo oligogalacturonanos. Na Antiguidade, esta planta era conhecida por suas propriedades rejuvenescedoras. Longevinol retarda o envelhecimento por limitar a degeneração dos tecidos, conforme os seguintes mecanismos: a) favorece a síntese de SIRT 1 (Silent Information Regulator 1); b) regula a síntese e reorganiza as caveolinas-1; c) bloqueia a glicação do colágeno, prevenindo o enrijecimento da derme. Portanto, preserva o funcionamento dos tecidos da pele.
- **Luteína** – antioxidante. É um carotenoide diidroxilado, pertencente às xantofilas de cor amarela. Medidas de fotoemissão indicam que a capacidade de sequestro de oxigênio reativo ("singlet") por parte dos carotenos e xantofilas é máxima para o licopeno, alta para a astaxantina, intermediária para o beta-caroteno ou bixina e menor para a luteína e a crocina.
- **Maturine®** – obtido a partir das folhas de *C. asiatica* e das flores da bananeira (*Musa sapientum*). A composição química dos extratos obtidos é rica em triterpenos e fitosteróis, o que permite uma neutralização dos efeitos hormonais da idade da

pele. Modo de ação: estimula a produção de colágeno I e a fibronectina dos músculos faciais, melhora a nitidez e a aparência do microrrelevo cutâneo, reduzindo a profundidade e o número de rugas. Concentração de uso: 2% a 5%.

- **MgRelax®** – complexo fisiovegetal que associa o sal de magnésio do ácido L-pirrolidone carboxílico (MgPCA) e extratos aquosos do lótus azul (*Nelumbo nucifera*) e lótus branco (*Nymphaeacoerulla*), que são plantas originárias do sudeste da Ásia. Modo de ação: é um ativo que restabelece a normalidade da pele, minimizando os efeitos do estresse. Age especialmente na redução de rugas.
- **Oleuropeína** – é um glucosídeo esterificado com um álcool fenilpropanoide. É o componente majoritário da polpa das azeitonas verdes. O azeite de oliva extravirgem e as folhas da oliveira (*Olea europaea*) também contêm a oleuropeína. O metabólito da europeína é o hidroxitirosol, que tem uma poderosa atividade antioxidante tanto *in vitro* como *in vivo*. Ela é mais encontrada na folha de oliva.
- **Oligoelementos** (cobre, manganês, zinco) – encontrados principalmete em matérias-primas de origem marinha. O Smithsonite Extract, rico em zinco (1,2 a 2,5 g/ℓ), e o Rhodochrosite Extract, rico em manganês (1,0 a 3,5 g/ℓ), são de origem mineral e utilizados em formulações antienvelhecimento.
- **Phloretin (ou Di-hidronaringenin)** – é um polifenol natural obtido das folhas da macieira. Em alguns produtos é associado à vitamina C e ao ácido ferúlico ou retinol. Possui propriedades antirradicais livres (ARL) e, portanto, antienvelhecimento; acelera a renovação celular; auxilia no clareamento de manchas; protege o DNA das células, revertendo os danos celulares provocados pela radiação solar e estimula a formação de colágeno e de elastina.

- **Poli-hidroxiácidos (PHA)** – apresentam risco menor que os AHA quanto à irritação. Ex.: ácido lactobiônico.
- **Proantocianidinas** – propriedades antioxidantes. São encontradas no extrato de sementes de uva (*Vitis vinifera*) e no extrato da casca do pinheiro-marinho.
- ***Serenoa repens* (saw palmeto, sabal ou palma de abanico)** – parte usada: frutos. O óleo contém uma variedade de ácidos graxos e fitosteróis (betassitosterol, estigmasterol, lupeol). Em medicina, é utilizado como diurético e sedante nas cistites, etc. Em cosméticos, como antienvelhecimento.

NOTA: O extrato do fruto de *Serenoa repens* é considerado uma substância com efeitos androgênicos e, por isso, está na lista de substâncias proibidas em cosméticos, conforme o artigo 37 da RDC nº 48/2006. Em 2013, em uma reunião com responsáveis da área cosmética, foi indicada a possibilidade de revisão da RDC nº 48, por meio de uma consulta pública. Empresas, cujos ativos continham o extrato, pediram uma reavaliação da proibição, sugerindo o uso de até 0,3% em produtos cosméticos, passando então a fazer parte da lista restritiva da RDC nº 3/2012. Para isso, devem ser fornecidas às autoridades provas científicas sólidas que apoiem a segurança e a tolerância do extrato do fruto de *Serenoa repens*. Esse extrato faz parte do ativo Reg-SEB®, regulador do sebum a partir da inibição da enzima 5-alfa redutase.

- **Vitamina A e carotenoides** – o betacaroteno é um precursor da vitamina A, pois no organismo se desdobra em duas moléculas desta.
- **Vitamina C** – evita a peroxidação lipídica das membranas celulares. Possui uma sinergia bastante significativa com a vitamina E. É utilizada na forma hidrossolúvel (ácido ascórbico) ou lipossolúvel (palmitato de ascorbila). Existem vários bioativos contendo vitamina C. Um deles é o Biosome C

lipossomada. Estimula a produção de colágeno, atenuando rugas. Incrementa a capacidade de retenção hídrica da derme, melhorando sua elasticidade e, portanto, conferindo à pele uma aparência jovem e saudável.

- **Vitamina E** – o alfatocoferol e seus ésteres protegem as membranas das células que compõem a camada mais externa da pele.

Esses princípios ativos podem ser encontrados isolados ou em composições complexas, que serão utilizadas como matérias-primas na fabricação de um produto cosmético antienvelhecimento. Algumas dessas composições estão patenteadas, e, às vezes, com estes nomes aparecem inscritas nos rótulos dos produtos cosméticos:

- *Adenin®* – é o furfuryladenina, um hormônio vegetal obtido sinteticamente, cujas propriedades estimulam o crescimento celular e retardam a senescência das plantas. Nas culturas de pele humana, este ativo tem mostrado as mesmas propriedades. Diminui a perda de água transepidérmica. Concentração de uso: 0,005% a 0,1%.
- *Alistin®* – contém o decarboxy carnosine HCl ou carcinina, que é um dipeptídeo classicamente utilizado como antiglicante, mas apresenta limitação quanto à biodisponibilidade, uma vez que é altamente metabolizado por uma enzima específica existente em tecidos. No entanto, a mínima modificação estrutural da molécula da carnosina, como a retirada do grupamento carboxílico (-COOH), converte a carnosina em carcinina, que é resistente à hidrólise enzimática. Possui ação antioxidante com amplo espectro e afinidade marcante pela membrana celular. Diminui os hidroperóxidos lipídicos. Protege o DNA celular e tem ação de antiglicação das proteínas. Corrige o processo de formação de rugas mais profundas.

- *Ameliox* – é um composto lipossomado que transporta carnosina, alfa, beta e gamatocoferóis, e silimarina. Auxilia na inibição da glicação das proteínas que dão sustentação à pele.
- *Antileukine 6* – triglicéridos do ácido caprílico/cáprico e extrato de alga (*Laminaria ochroleuca*). Exerce ação anti-inflamatória, inibe o eritema solar e previne o fotoenvelhecimento. Concentração indicada: 1% a 2%.
- *Aosaine* – extrato da alga marinha *Ulva lactuca*. É uma elastina marinha que tem ação antielastase. Firma a pele.
- *Argireline®* – é um hexapeptídeo. Atualmente, é alternativa às injeções de toxina botulínica, permitindo que o rosto reflita naturalmente as suas expressões, sem marcá-las. Mecanismo de ação: o hexapeptídeo Argireline, por sua semelhança com o complexo Snare, inibe a liberação eficiente da acetilcolina e, portanto, a contração muscular é atenuada, prevenindo a formação de linhas e rugas. Essa matéria-prima, ao lado de SYN-AKE e outros ativos, encontra-se em uma linha de produtos, tais como creme Lift, Refining Eye Sérum, etc.
- *Auxistim g* – contém glutamauxin, uma auxina conjugada com um aminoácido que estimula os colágenos reconstrutores por meio de estímulo metabólico dos fibroblastos, resultando em firmeza da pele. Exerce também uma atividade antienvelhecimento das células da rede neural da epiderme, conferindo um efeito neuroprotetor.
- *Biosome®GB* – é o extrato lipossomado de *G. biloba*. Atua contra os radicais livres e estimula a circulação sanguínea. Também age sobre manchas superficiais, diminuindo a agregação plaquetária.
- *Biolumen® Firm* – “1º laser em creme” – nome Inci: aminoácidos de leveduras, trifosfato de cálcio e extrato da *Morinda*

citrifolia. Os polifenóis da *M. citrifolia* (ou extrato de noni) possuem fluoróforos, cuja característica é absorver a radiação UV e emitir luz vermelha visível. Por isso, o ativo aumenta a permeabilidade dos aminoácidos, estimulando a atividade dos fibroblastos, reduzindo linhas de expressão e melhorando o tônus e a textura da pele. Promove a reparação celular.

- *Calmiskin®* – ativo (fração fenólica) derivado da hortelã (*Mentha piperita*), que estimula a produção de betaendorfinas e reduz os níveis de mediadores inflamatórios na pele. Utilizado em todos os tipos de pele, especialmente em peles irritadas, diminuindo a sensação de formigamento e a vermelhidão.
- *Cerasol* – é uma solução a 3% de ceramida 3 (N-linoleoyl--fitosfingosine) em hexydeconal. Regenera a barreira lipídica e reduz a perda de água transepidermal (TEWL), melhorando a hidratação da pele. Uso recomendado em formulações antienvelhecimento: 1% a 3%.
- *Chronogen™* – tetrapeptídeo-26. Propriedades: melhora a expressão dos genes Clock BML1 (Circadian Locomotor Output Cycles Kaput) e PER 1 (proteína importante para manter o ritmo circadiano nas células). Recentemente, testes *in vivo* revelaram que certos parâmetros biofísicos e fisiológicos da pele humana também sofrem mudanças de acordo com ritmos circadianos, como temperatura da pele, produção de sebo, pH e perda transepidermal. Como consequência desse estudo, foram introduzidos no mercado cosmético o Chronogen e o Chronogen YST™. Este último é baseado em extrato derivado de proteínas de leveduras; protege a pele contra o dano provocado pela radiação UV e ajuda a reparar o DNA.

- *Codiavelane*® – extrato da alga verde (*Codium tormentosum*), rico em heteropolissacarídeos sulfatados e ácido glucurônico. Promove hidratação profunda, diminuindo as rugas.
- *Colhibin*® – peptídeo do arroz (*Oryza sativa*), protege o colágeno da pele dos efeitos da degradação das colagenases induzidas por radiação UV ou outros irritantes da pele. Retarda a diminuição da elasticidade, o aparecimento de rugas, o ressecamento da pele e as marcas de expressão. Concentração recomendada: 2% a 5%.
- *Collaxyl*® – hexapeptídeo-9, peptídeo obtido de colágeno sintético. A sequência de peptídeos que formam a molécula do collaxyl é encontrada no colágeno IV e VII, que aumentam a expressão de colágeno I, laminina 5 e integrinas (melhorando a estrutura da junção da derme-epiderme). Benefícios clinicamente testados na redução da profundidade das rugas em apenas 28 dias. Estimula a síntese de queratina (+68%), de colágeno (+54%) e de fibronectin (+27%).
- *Dakaline*® – é obtido do extrato da casca da árvore bétula africana ou bambara (*Anogeissus leiocarpus*). Tem ação antisséptica e tonificante. Estimula a síntese do colágeno, obtida pela incorporação da vitamina C nos fibroblastos, e protege a membrana extracelular pela inibição das enzimas MMP2 e MMP9. Também é antirradicais livres.
- *DC HA Filling Complex*™ – composto por hidrolisado da seda, ácido húmico, hialuronato de sódio e extrato do fruto da *Olea europaea*.
- *DC Upregulex*™ – composto de fosfolipídios, hidrolisado de sericina e peptídeos da sericina vetorizados. Propriedades: antienvelhecimento e cicatrizante.

- *DN-Age*™ – é o extrato das folhas da *Cassia alata* (*candle tree*, em inglês), rico em um polifenol específico, que preserva a pele dos danos causados pela radiação UV, protegendo tanto o DNA nuclear quanto o mitocondrial. Este ativo foi clinicamente testado para reduzir as linhas finas de expressão causadas pelo sol.
- *Depollutine*® – associação de peptídeo obtida do extrato da microalga *Phaeodactylum tricornutum* e arginina associada ao PCA. Previne o aparecimento de rugas e limita as pequenas inflamações devidas à exposição a poluentes, que são responsáveis pelo envelhecimento prematuro.
- *Detoxophane*® – é um ativo obtido do extrato de agrião-de-jardim ou mastruço (*Lepidium sativum*) que é lipossomado e rico em sulforofanos. É um fitonutriente que ativa o sistema de desintoxicação celular e é capaz de neutralizar espécies reativas, protegendo o DNA contra os danos causados por poluentes.
- *Essenskin*™ – formulado para peles maduras. É composto de cálcio hidroximetionina e homotaurina. Combate a flacidez e a aspereza, revitalizando a pele envelhecida.
- *Edelweiss GC* – extrato de *Leontopodium alpinum*. Capturador de radicais livres.
- *Elastocell* – é o carboxicisteinato de lisina. Ativo com dupla ação: hidratante, tensor e queratoplástico.
- *Epiderfill*® – é um ácido hialurônico de baixo peso molecular, transportado em nanosferas que conseguem levá-lo até a camada basal da epiderme. O produto tem grande atração pela água e, por ganhar volume rapidamente, preenche as rugas em tempo recorde. Em uma hora os efeitos são visíveis, com redução de até 31%.

- *Elhibin*® – é obtido da soja híspida (*Glycine soja*), sendo inibidor biológico da elastase. Qualquer irritação causada por exposição à radiação UV ou por estresse ambiental leva diretamente ao estímulo e ao acúmulo de leucócitos. Assim estimulados, os leucócitos liberam uma grande quantidade da proteinase elastase para a superfície de sua membrana e para áreas adjacentes. Quando descontrolada, a elastase é a proteinase mais destrutiva presente no corpo; ela pode atuar sobre as principais proteínas do tecido conjuntivo. O Elhibin® ajuda a pele a se defender contra o envelhecimento precoce. Tem propriedades anti-irritantes e é um eficaz hidratante. Concentração recomendada: 3% a 7%.
- *Extrato de* Pigeum africanum *(madeira-de ferro ou cereja africana)* – contém 5% de esteróis calculados como B-sitosterol, triterpenos (ácido ursólico e ácido oleanólico e taninos). Tem propriedades anti-inflamatórias e antissépticas.
- *Extrato de* Pinus pinaster *(pinheiro bravo)* – Rico em picnogenol, tendo 24% de ativos calculados como oligômeros procianidólicos, leucocianidinas e proantocianidinas.
- *Extrato de* Polypodium leucotomos *(samambaia, calagula, etc.)* – desenvolve-se nas selvas e bosques da América Central. Propriedades: antioxidante (inibe a liberação da enzima metaloproteinase, responsável pela "quebra" de colágeno e elastina) e fotoprotetor contra o estresse fotoxidativo.
- *Extrato seco de* Vitis vinifera – 0,3% de leucocianidinas. Antirradicais livres.
- *GP 4G (diguanoside tetraphosfate)* – o extrato lipossomado de *Artemia salina* é um regulador do crescimento de célula epitelial e de cabelo. É um energizador celular e revitalizador que aumenta a concentração intracelular de ATP e também

dos nucleosídeos di e monofosfato, o que explica a ativação de células e tecidos que foram observados experimentalmente. Também estimula a síntese de proteínas (queratina, colágeno, filagrina, fibronectina) *in vitro*; protege o DNA e induz à produção de HSP70, livrando-se assim do estresse (um deles provocado pelos raios UV).

- *Helioxine* – desenvolvido a partir das flores do girassol, contém fotorreceptores e polifenóis naturais da planta. É um fotoprotetor, limitando rapidamente a propagação de RL induzidos por UVB, evitando a degradação dos queratinócitos e dos fibroblastos. É eficaz nos tratamentos preventivo e curativo.
- *HIM® 10* – extrato de alga marrom (*Himanthalia elongata*), rico em manitol, oligoelementos, aminoácidos, lipídeos e iodo. Essa alga é conhecida por suas propriedades osmo-reguladoras. É indicado para peles muito ressecadas devido à baixa umidade ambiental, bem como peles envelhecidas e estressadas.
- *Hydroglican* – é uma mistura de polipeptídeos hidrolisados de origem natural, composta de colágeno marinho, l-histidina dextrose e substâncias hidrofílicas que mantêm o equilíbrio do fluido fisiológico. O produto forma uma barreira natural que diminui a evaporação da epiderme e aumenta a absorção da água, o que melhora a elasticidade da pele.
- *Idufense®* – extrato de *Alisma plantago-aquatica*. Rico em peptídeos com mecanismo semelhante ao de um probiótico purificado sem provocar inflamação. Reestrutura a barreira mecânica da pele e aumenta a junção das camadas superiores da epiderme.
- *Immucell®* – é um sistema oligopeptídico, isolado e purificado do citossol, obtido do *Saccharomyces cereviseae* por biofermentação. Influencia o metabolismo e a proliferação de

células eucarióticas, assim como sua ação imunoestimulante. Concentração de uso: 2% a 6%. É comercializado, associado ao Revitalin®, sob a forma de sérum (Dual Vial System) para uso em clínicas de estética, spas e salões de beleza. É ativado no momento de uso para tratamento intensivo. É oil free e não contém tensoativos.

- *Imudilin* – é o L-glutamyl-amidoethylimidazol (GAEI). Restaura as defesas imunológicas e estimula o metabolismo celular. Antienvelhecimento, antiestresse da pele, antipoluição.
- *Iricalmin*® – extratos de germe de trigo (*Triticum vulgare*), *Saccharomyces cereviseae* e hialuronato de sódio. Em formulações para irritações da pele causadas por raios UV e depilação. Hidrata e refresca a pele. Pode ser usado em máscaras e produtos pós-sol.
- *Iris Isso – extrato de lírio (*Iris florentina*)* – contém isoflavonas, fitoestrogênios, que reforçam a barreira cutânea. É indicado para combater o processo natural de envelhecimento cutâneo.
- *Kelpadelie*® – extrato de alga (*Macrocystis pyrifera*). Ação específica para reduzir as metaloproteinases, preservando o tecido conjuntivo. Efeito reestruturante, antirrugas. Controla o envelhecimento natural. Concentração recomendada: 0,5% a 1%.
- *Kigeline*® – é o extrato glicólico de Kigelia, fruta africana cujos constituintes químicos atuam estimulando a síntese do colágeno. Contém flavonoides, saponósidos esteroídicos. É encontrado em cremes para firmar bustos.
- *Kinetine L*® – é uma combinação sinérgica de ADENIN®, ácido alfalipoico e VC-PMG. Propriedades: promove a divisão celular e a síntese de colágeno, antioxidante, anti-inflamatório e clareante.

- *Kollaren* – tripeptídeo biomimético derivado do fator de crescimento. Aumenta a firmeza da pele pelo estímulo da síntese do colágeno I e III, elastina e laminina.
- *Lipogard®* – é uma mistura de ubiquinona 50 (coenzima Q10) e acetato de vitamina E, dissolvidos em esqualeno derivado de plantas. Lipogard® suporta o mecanismo de defesa contra os efeitos danosos dos RL, particularmente da peroxidação lipídica da pele. Concentração recomendada: 1% a 3%.
- *Matrixyl™ 3000* – constituído por palmitoyl oligopeptídeos e palmitoyl tetrapeptídeo-7, os quais pertencem à família das moléculas conhecidas como matrikinas (Pal-GHK e Pal-GQPR), potente ativo antirrugas, mensageiro da reestruturação e do reparo dos danos causados pelo envelhecimento cutâneo. Concentração recomendada: 3%.
- *Muciliance* – é o ácido múcico extraído das maçãs. O ácido múcico é um poli-hidroxiácido dicarboxílico. Possui forte capacidade de sequestrar metais pesados e tem ótima ação antioxidante, complexando produtos que promovem a oxidação. Aumenta a regeneração celular da pele e é utilizado em produtos antienvelhecimento e antipoluição. Concentração recomendada: 0,1% a 0,2%.
- *Nectapure®* – extratos de *Buddleja davidii* e *Thymus vulgaris*. Antioxidante natural, é utilizado contra o estresse urbano.
- *Nutrisea* – é o extrato aquoso de caviar. Esse ativo repõe vitaminas e minerais (zinco, cálcio e magnésio) na pele, restabelecendo o equilíbrio. Esse extrato contém ainda proteínas, lipídios, vitamina A e complexo B. Repara a pele envelhecida, tonificando-a e evitando a perda de água. Concentração recomendada: 0,5% a 5%.

- Orsirtine® GL – contém extrato de arroz (*Orysa sativa*). Tecnologia baseada em sirtuínas, que promove a longevidade da pele.
- *Oxy 229-BT®* – é um lisado de *Saccharomyces* constituído de peptídeo citosólico, ativa a regeneração dos tecidos e estimula a oxigenação celular. Concentração recomendada: 4% a 8%.
- *Papilactyl D®* – rica em oligossacarídeos obtidos da noz-de-tigre (*Cyperus esculentus*), planta africana também conhecida como Chufa e Horchata (Espanha). Age na dermis papilar, que tem um papel-chave por manter as propriedades elásticas da pele. Estimula a expressão do colágeno, tipos XVI e XII, que são específicos à dermis papilar.
- *Pepha®-Active* – associação do extrato de microalga, aminoácidos e carboidratos. Atua como energizante da pele, protegendo a mitocôndria dos ataques externos, mantendo sua função. Aumenta os níveis de ATP e assim o *turnover* celular. A pele torna-se radiante e jovem. Concentração recomendada: 1% a 3%.
- *Pepha®-Protect* – é o extrato do fruto *Citrulus lanatus* (melancia). Composto por vitaminas, carboidratos e aminoácidos como a citrulina. Protege o DNA dos fibroblastos e queratinócitos da pele e dos danos causados pela radiação UV e pela poluição.
- *Pepha®-Tight* – associa o extrato da microalga *Nannochloropsis oculata*, que é rica em vitaminas C e B12; *Pullulana* (polissacarídeo que consiste de maltotriose, também conhecido como alfa-1,4; alfa-1,6 glucan, que é obtido pela fermentação do amido pelo fungo *Aerobasidium pullulans*). Estimula a formação de colágeno I.

- *Pepha®-Timp* – contém um ingrediente ativo biotecnologicamente idêntico ao produzido por humanos para inibir a MMP-2, que é a TIMP-2. Atenua os sinais de envelhecimento por reduzir os efeitos degenerativos da excessiva atividade da metaloproteinase-2. Concentração: 1% a 3%.
- *Polglumyt*™ – molécula de origem marinha, tendo sido comprovada por testes clínicos sua capacidade de ativar os mecanismos de renovação celular da epiderme, cujo processo fica mais lento com o envelhecimento (intrínseco e extrínseco). É utilizada em associação com extratos de plantas que vão variar em função de sua aplicação (por exemplo, em produtos para limpeza facial é utilizado o extrato de *Moringa oleífera*).
- *Preregen*® – é a associação sinérgica de uma enzima natural, óxido redutase, produzida por biotecnologia, e um peptídeo de origem vegetal (*Glycine soja*), exercendo uma ação inibidora sobre os RL prejudiciais à pele. É anti-irritante, prevenindo o envelhecimento precoce. Exerce ação regeneradora, promovendo maior elasticidade do tecido cutâneo. Utilizado em formulações para peles sensíveis sujeitas ao estresse urbano. Concentração recomendada: 3% a 6%.
- *Preventellia* – é uma solução (0,05%) de diaminopropionoyl tripeptídeo-33. Propriedades: impede os danos causados à pele pela radiação UV ao DNA e liberação de RL.
- *Progeline*™ – é o Trifluoroacetyl Tripeptide-2, um peptídeo biomimético da elafina, que tem um mecanismo único de ação sobre a modulação de síntese da progerina. Age reduzindo a síntese da progerina, inibe MMPs e aumenta o syndecan. Tem propriedades de redução da aparência dos sinais de envelhecimento; efeito remodelante, que melhora a linha do queixo; e

melhora a firmeza e a elasticidade da pele. O "claim" do ativo é "trazer células da pele de volta aos 20". Concentração de uso: 0,5 % a 2%.

- *Pycnogenol*® – extrato natural obtido da casca do pinheiro--marinho *(Pinus pinaster)*. Contém flavonoides, ácidos cafeico e ferúlico. É um complexo antioxidante. Testes *in vitro* mostram ser ele cinquenta vezes mais potente que a vitamina E. Auxilia na prevenção do envelhecimento cutâneo fotoinduzido e estimula o sistema imunológico.
- *Raffermine* – hidrolisado da flor da soja. Agente firmador da estrutura molecular da derme, aumenta a firmeza da pele, além de reorganizar as fibras de colágeno e proteger as fibras de elastina. Possui alto conteúdo de glicoproteínas e polissacarídeos. Concentração recomendada: 2% a 5%.
- *Redenskin* – associação de ácido hialurônico de alto PM e o extrato da resina da árvore indiana *Commiphora mukul*, também conhecida como "Guggul". Para uso cosmético, essa mistura é microencapsulada. Provoca a diminuição significativa das rugas em 28 dias (testes *in vivo*). O extrato da resina da *C. mukul*, em outra matéria-prima de uso cosmético, é associado a triglicerídeos dos ácidos cáprico e caprílico, sendo direcionado para o preenchimento facial e aumento dos seios, permitindo o efeito *plumping*. Essa matéria-prima leva o nome de commipheroline.
- *Regu-age*® – peptídeos da soja contendo uma enzima óxido redutase e hidrolisado do farelo de arroz. Reduz os círculos escuros e o inchaço ao redor dos olhos, fortalece o colágeno nativo e a elastina.
- *Rigin*™ – lipopeptídeo com sequência palmitoil-gli-glu-pro--arg (glicina-glutamina-prolina-arginina), é um fragmento da

imunoglobulina G. Controla a secreção de citocinas (interleucina 6), responsáveis por muitos dos sinais de envelhecimento. Melhora a elasticidade e a firmeza da pele. Tem ação similar à deidroepiandrosterona (DHEA), conhecida como "hormônio da juventude". Testes *in vitro* e clínicos foram realizados para comprovar suas propriedades cosméticas. Aplicações: cuidados com rosto e pescoço. Concentração recomendada: 3%.

- *Shape Memorizing Cell Tecnology*™ – complexo de plantas desenvolvido especialmente para constituir a formulação de produto oriental direcionado a peles envelhecidas desidratadas. Atua de três maneiras para auxiliar a camada superficial da pele a memorizar sua ótima forma. Contém:
  - *trealose:* inibe o enrugamento de células cornificadas. A trealose tem uma estrutura tridimensional que se assemelha muito à estrutura tridimita formada pela molécula de água, e assim pode proteger as membranas celulares substituindo a água. Essa estrutura dá à trealose seu efeito de manter a forma das células cornificadas, mesmo em um ambiente com baixa unidade;
  - *lamium álbum* (extrato da flor de urtiga branca ou *white dead nettle*): promove a produção de fatores naturais de hidratação (NMFs) e aumenta a hidratação da camada córnea;
  - *trimetil glicina*: remove células cornificadas não desejadas;
  - *citrus junos* (extrato das sementes do yuzu): estimula a produção de novas células epidérmicas;
  - *peonia albiflora* (extrato da raiz da peônia branca): possui psuropriedades antioxidantes e, portanto, antienvelhecimento. Rico em taninos, acelera o processo de cicatrização por diminuir a área superficial da ferida e aumentar a tensão.

Na medicina chinesa é usado como anti-inflamatório.

- *hammamelis virginiana* (extrato da folha);
- *zingiber aromaticus extract.*

- *Sepilift DPHP* – é um lipoaminoácido com tripla ação: atenua rugas, promove hidratação prolongada e firmadora.
- *SK-Influx* – mistura de ceramidas III, VI e I, fitoesfingosinas, colesterol e ácidos graxos em uma matriz que mimetiza a barreira lipídica da pele. Ideal para o tratamento de peles muito danificadas e utilizado na formulação de produtos de prevenção do envelhecimento da pele. Indicado para peles sensíveis. Concentração: 1,5% a 10%.
- *Sqisandryl*™ – é o extrato dos frutos da *Schisandra chinensis* ("five-flavor-berry"), cujos princípios ativos têm a propriedade de ativar a síntese do colágeno XVII e de ladinina. Essas duas proteínas localizam-se na junção dermo-epidérmica e são sintetizadas pelos queratinócitos. Dá firmeza e tonacidade à pele.
- *Sterocare*™ – obtido por biotecnologia do *Trifolium pratense* (Clover Flower Extract), combate os sinais cutâneos de envelhecimento. É o extrato glicólico das flores de trevo, rico em isoflavonas. As isoflavonas são fito-hormônios não esteroídeos. Testes *in vivo* mostraram a estimulação do metabolismo celular (66%) e a estimulação de síntese proteica (99%); testes *in vivo* confirmaram a restauração da hidratação cutânea, o efeito antirrugas e o reparo cutâneo. Outra matéria-prima que contém o extrato do *Trifolium pratense* é o Phytoglyn A/O.
- *Stimu-Tex*® – ativo obtido dos grãos de cevada (*Hordeum vulgare*), *Butyrospermum parkii* e óleo do caroço da *Argania spinosa*. Rico em ácidos graxos essenciais (vitamina F) e outras vitaminas e fitosteróis, suaviza as irritações da pele causadas pelos raios UV. Possui propriedades anti-histamínica, antipru-

riginosa, anti-inflamatória e é um sobrengordurante com ação regeneradora do epitélio. Reforça a barreira lipídica, evitando a perda de água transepidermal. Utilizado em formulações para peles secas e sensíveis. Concentração: 3% a 5%.

- *Syn®Ake* – é um tripeptídeo sintético que imita o efeito de Waglerin 1, um peptídeo encontrado no veneno da víbora Temple (*Wagleri tropidolaemus*) que atua na membrana pós-sináptica. O peptídeo é um antagonista da acetilcolina nicotínico muscular do receptor de membrana (mnAChR) e possui um forte efeito relaxante. No entanto, a atividade do Syn Ake é atenuada em comparação com a do Waglerin 1. O Syn Ake foi exaustivamente testado, sendo uma forma segura e eficaz no combate ao envelhecimento. É uma alternativa para tratamentos invasivos com a mesma finalidade, isto é, para relaxantes musculares que usam a toxina botulínica. Waglerin-1 seleciona blocos na forma de ípsilon dos nicóticos musculares receptores de acetilcolina.
- *Syn®-Coll* – bioativo de alta penetração, composto de peptídeos de sequência única, que imita o mecanismo do corpo humano para produzir colágeno, via TGF- B (fator de crescimento tissular). Porporciona aspecto mais jovial, removendo qualquer tipo de ruga, e repara as marcas de expressão. Firma e hidrata a pele. Concentração: 1% a 3%.
- *Telosomyl®* – extrato da alga vermelha *Kappaphycus alvarezei*, rico em galactanas. Sua ação é proteger os telômeros e assim assegurar a longevidade celular. Estudos recompensados pelo prêmio Nobel de Medicina em 2009 confirmaram o papel central dos telômeros no processo de envelhecimento. Os telômeros são encontrados nas extremidades de cada cromossomo e protegem o DNA. Sua redução gradual a cada

divisão celular é um sinal de envelhecimento. O Telosomyl® limita o encurtamento dos telômeros, contribuindo assim para a longevidade celular e retardando o envelhecimento.

- *Tego® Cosmo C 100 – creatina* – derivado de um aminoácido natural. Propriedade: tem papel importante no metabolismo energético celular. Utilizado em formulações antienvelhecimento e pós-sol.
- *Tensine® - Liftline®* – ativos proteicos obtidos do trigo (*Triticum vulgare*). São agentes tensores de ação quase imediata que melhoram a firmeza e a maciez da pele, diminuindo as linhas de expressão.
- *Thymulen* – peptídeo biomimético derivado do hormônio de crescimento (timopoietina). Reforça o sistema imunológico da pele.
- *Tru Arct*™ (nome Inci: Arct Glow Heather Flower Extract) – é o extrato da flor da *Calluna vulgaris*, rico em ácido ursólico, arbutin e flavonoides. Indicado em produtos antienvelhecimento e para peles sensíveis. Tem atividade antielastase.
- *Tru Arct Sun*™ (nome Inci: Cloudberry Seed Extract) – é o extrato das sementes da planta *Rubus chamaemorus*, rico em polifenóis, incluindo elagitaninos, e ácidos cumárico, elágico e cinâmico. Possui atividade antielastase.
- *Ultra Filling Sphers*™ – é composto de dois biopolímeros: ácido hialurônico de baixo PM e glucomananas de alto PM, obtido da raiz do *Amorphophallus konjac*. No processo de obtenção há uma complexação desses biopolímeros com a formação de esferas que, quando secas, fornecem microesferas, as quais, em contato com a água de reserva existente na pele, aumentam de diâmetro. Usos: produtos indicados para o preenchimento de rugas e linhas de expressão.

- *Unisteron Y-50* – complexo de fitoesteróis da soja que melhora a elasticidade e a hidratação da pele. Diminui as linhas de expressão da pele madura.
- *Unitamuronh-22* – complexo de polissacarídeos multifuncionais, hidrossolúvel, extraído do tamarindo. Forma um filme hidrocoloide sobre a pele, diminuindo a perda transepidermal (TWL); aumenta a elasticidade e reduz rugas superficiais. Protege a pele contra o envelhecimento prematuro.
- *Venuceane*™ – obtido da cultura de *Thermo thermophylus*. Inibe espécimes de RL, sendo ativado pelo aumento de temperatura e radiação UV. Em experimentos demonstrou ser altamente eficiente contra o envelhecimento provocado pela radiação infravermelha. Repara a barreira cutânea. Concentração recomendada: 3%.
- *Vialox*® *Powder* – pentapeptídeo ativo (curare-like). É uma alternativa segura e não invasiva para minimizar rugas, atuando de maneira similar à toxina botulínica tipo A. É um competidor antagonista aos receptores de acetilcolina, bloqueia a liberação do íon sódio na membrana pós-sináptica, inibindo a contração muscular. A extensão das rugas é diminuída em até 49%. Suaviza pés de galinha, vincos nasolabiais e da testa.
- *Vilastene*™ – composição: lisina HCl, lecitina, caprilil glicol, tripeptídeo-10 citrulina. Possui a função de atrasar o envelhecimento da pele inibindo a glicação de proteínas, especialmente da vimentina, cuja suscetibilidade à glicação é comparada à do colágeno em virtude da semelhança dos resíduos de lisina. O peptídeo é encapsulado em um sistema de transporte com cobertura da lisina. Esta tem um duplo papel: inibir a reação

de Maillard e ligar os lipossomas à pele, liberando então o peptídeo ativo (tripeptídeo-10-citrullina).

- *Vivitin* (nome Inci: Kinetin) – a cinetina é um tipo de citoquina, uma classe de hormônios vegetais que promovem a divisão celular. Existe a correlação entre cinetina e produtos da quebra do DNA envelhecido, uma vez que é constituída por adeninas. Daí sua biossíntese ser a partir do DNA. Tem propriedades antioxidantes e promove a síntese do colágeno. A cinetina sob a forma de loção apresentou bons resultados no tratamento dos sintomas de pacientes portadores de inflamação crônica (rosácea).

Pele sensível

Pele sensível é aquela que exibe reações alérgicas ou irritações em maior incidência que a média da população, em resposta exagerada quando do uso de produtos tópicos e/ou à exposição a estímulos ambientais, como radiação UV, poluição, etc.

O resultado a essa exposição pode se apresentar como uma simples sensação de desconforto ou, o que é pior, o aparecimento de ardência, coceira e vermelhidão (eritema).

Mecanismos considerados responsáveis pela pele sensível:

1. Dano da função de barreira do estrato córneo que causa desidratação da pele e consequente descamação dos corneócitos. Dessa maneira, a permeabilidade cutânea aumenta, o que vai favorecer o aumento da ação danosa dos estímulos ambientais. Demonstrou-se que a radiação UVA diminui os níveis de antioxidantes de baixo PM, inativa enzimas antioxidantes e aumenta a peroxidação lipídica;

2. Inflamação;
3. Aumento da resposta neurológica causada pela degranulação dos mastócitos, liberando histamina e causando coceira e vermelhidão.

Os produtos dirigidos a esse tipo de pele são os hipoalergênicos.

Esforços dos cosmetólogos que desenvolvem matérias-primas têm sido dirigidos às peles sensíveis. Em pesquisa realizada em nível mundial, nota-se um aumento dos indivíduos que descrevem sua pele como sensível – europeus (50%), japoneses (65%) e americanos (50%). Geralmente são peles claras, menos resistentes à radiação UV, sujeitas a eritema. Em peles sensíveis, a disfunção da barreira cutânea, aliada à redução da atividade celular normal dos queratinócitos, é o principal fator desencadeante da resposta irritativa.

Pesquisadores estão concentrando esforços em selecionar microrganismos e plantas que vivem ou são submetidos a condições extremas (desertos, solos arenosos e pedregosos, cavernas térmicas nas profundezas dos oceanos), os quais, para sobreviver nesses ambientes, desenvolvem moléculas biológicas específicas e exclusivas. Essa é uma boa perspectiva para que ativos mais específicos e eficazes venham a auxiliar a beleza e a saúde de nosso maior órgão, que é a pele.

Alguns exemplos:

- **Abyssine® 657**– na mais profunda zona abissal (mais de 3.000 metros abaixo da crosta terrestre) vivem diferentes microrganismos. No meio ambiente mais hostil, a quimiossíntese parece impossível. Moléculas são sintetizadas por microrganismos sobreviventes, localizados em profundos orifícios hidrotermais.

  Propriedades: acalma e reduz a irritação de peles sensíveis.

- **Algea Esthe Fucose** – suspensão aquosa da alga do mar Ártico, rica em antioxidante (fucoxantina), com potente ação anti-inflamatória e calmante para a pele.
- **Alpa Flor Buddleja** – extrato de *Buddleja davidii.* Também conhecida como lilás-de-verão e Orange eye butterfly bush (serve para alimento de borboletas), é encontrada em províncias da região central da China e do Japão. A liberação de suas sementes só ocorre na metade ou no término do inverno; sobrevive em solos secos (por exemplo, em cidades do Reino Unido, elas espalham suas sementes em solos áridos, abertos, ao lado de estradas de ferro e de velhas construções). Depois da Segunda Guerra Mundial, foi encontrada crescendo nos lugares de bombas urbanas. Quando associada ao timo (tomilho), recebe o nome de **Alpa Flor PF Nectapure**. Protege a pele contra radicais tóxicos, como o ozônio produzido fotoquimicamente em poluição do meio ambiente. Propriedades: protege a pele de danos de UV. Tem a capacidade de reduzir a fragmentação do DNA dos queratinócitos, induzida pela radiação UVB de 39% a 71%, dependendo da concentração utilizada. Tem ação cicatrizante e antienvelhecimento. Concentração utilizada: 1% a 3%.
- **Alteromonas macleodii** – microrganismo que sobrevive a condições difíceis de fortes ventos hidrotérmicos do mar. Auxilia na restauração da barreira cutânea graças aos exopolissacarídeos sintetizados por esses microrganismos. Esses polissacarídeos formam uma proteção para a superfície da pele por reduzir a ação de moléculas de adesão que recrutam células inflamatórias.
- **Aquacacteen** – ativo obtido da *Opuntia streptacantha*, um cacto nativo do México, altamente resistente à luz solar e ao clima seco. Constituintes: 18 aminoácidos (entre os quais os essenciais), flavonas, vitaminas (A, B1, B2, B3 e C), minerais

(potássio, ferro, cálcio e magnésio). Propriedades: hidrata profundamente e tem longa duração; protege do estresse ambiental.

- **Avenolat®** – extrato de aveia, contendo proteína de aveia hidrolisada e lipídeos. Atua como calmante para peles delicadas.
- **Biodynes O3** – proveniente do *Saccharomyces cerevisae*, submetido ao estresse quando exposto ao ozônio. Propriedades: proteção da estrutura do DNA, reparação e proteção da barreira lipídica.
- **Biodynes TRF** – obtido a partir do estresse do *S. cerevisae* quando submetido a uma fonte de calor. Propriedades: oxigenação celular, anti-inflamatório e suavização das linhas de expressão.
- **Dipeptídeo N-acetyl Citruil-arginine (ALGINE®)** – ativo biomimético obtido a partir da alga *Chondrus crispus*, submetida a um estresse de baixa temperatura (menor que 0 °C) e pouca iluminação. Propriedades: citoestimulante e energizante em culturas de fibroblastos, o que favorece o aumento do ATP; ação antioxidante e de citoproteção de queratinócitos; anti-inflamatório.
- **Enteline®** – extrato da alga verde *Enteromorpha compressa*, rica em peptídeos. Usado em produtos para peles sensíveis e irritativas. Seu uso permite a adaptação da pele a situações de agressão (poluição, tratamentos mais intensos, como peeling, etc).
- **Extrato padronizado extraído da raiz da *Rhodiola rósea*** (planta originária da Ásia) – composto por fenilpropanoides, derivados do ácido cinâmico, beta-alanil-L-histidina e L-alanil-L-glutamina, padronizado em 1,5% de rosavinas totais.

É capaz de produzir efeito anti-idade até mesmo em peles sensíveis. Este extrato faz parte da matéria-prima Relievene® SK, que inclui a carnosina. Relievene aumenta a atividade de mediadores TIMPs 1 e 2, que são potentes inibidores teciduais de MMPs com consequente degradação tecidual. Estimula também o sistema antioxidante natural da pele, aumentando a atividade enzimática das enzimas SOD e CAT.

- **Extratos vegetais com a presença de polifenóis** (flavonoides e catequinas) e ativos que podem diminuir o fluxo sanguíneo e, portanto, diminuir a vermelhidão, acalmando a pele. Alguns extratos de plantas utilizados: extrato da flor de amaranto (*Gomphrena globosa*); base polyplant (*Achilea millifolium, Foeniculum vulgare, Humulus lúpulo, Matricaria recutita, Melissa officinalis*); extrato da *Polypodium leucotomos* (calaguala).
- **Grevilline® PF** – fração peptídica extraída de uma microalga (*Skeletonema costatum*). Ação: inibe dois mediadores da inflamação IL8 e PLA2, e reduz visivelmente o eritema cutâneo. Usos: em produtos pós-sol e pós-peeling. É especial para peles sensíveis.
- **Helichrysum Stoechas** (família *Asteraceae*) – (do grego *helisso* = em volta do sol; *chrysos* = dourado, ouro). Recebe esse nome em razão de suas flores amarelas.

  Nomes populares: pérpetua, perpétua-das-areias, sempre-viva (português); everlasting (inglês), etc. Originário da África, de Madagascar, da Austrália e da Eurásia. Desenvolve-se em terrenos incultos, na orla de estradas, em solos secos, arenosos e/ou pedregosos.

  Constituintes químicos: rico em flavonoides (quercetina e outros), flavonas (luteolina, apigenina-7-glucosídeo), flavononas (helicrisinas A e B), derivados das acetofenonas, ácido ursólico, fitosteróis, e ácidos orgânicos (ácidos cafeico, isovalérico).

Propriedades:

- antioxidante: ação devida aos flavonoides e acetofenonas, inibindo a peroxidação lipídica das membranas matriciais;
- anti-inflamatório: cuja ação se deve à gnafaleína, uma metoxiflavona que está ligada à inibição do metabolismo do ácido aracdônico. Outras acetofenonas inibem o edema induzido por vários agentes anti-irritantes. O ácido ursólico inibe a atividade da elastase, sendo um inibidor seletivo da ciclo-oxigenase-2;
- antimicrobiano: ação devida aos vários componentes existentes no óleo essencial dessa planta (eugenol, nerol e certos aldeídos).

- **Hydress®** – olissacarídeos (betaglucanas hidrolisadas) obtidos de uma bactéria exótica da Martinica que foi isolada de um solo submetido a extremos de seca. Nessas condições essas bactérias produzem polissacarídeos extracelulares capazes de manter os estoques orgânicos e o conteúdo de água no solo. Usos: produtos para o reparo da barreira da pele, para hidratação intensa e reparador de peles sensíveis.
- **Imperata Cilyndrica** – nome vulgar: blady grass, cogongras e "Red Baron" (inglês); japanese blood grass (Japão). É uma gramínea rizomatosa (as raízes se desenvolvem rapidamente, alcançando 1,5 a 3,0 metros por ano e se alastram por extensas áreas). Considerada uma planta invasiva de grande resistência, cresce em solo pedregoso, exposta ou não ao sol, em temperaturas frias. Formulações antienvelhecimento utilizando o extrato dessa planta já foram testadas.

- *Lanatellis*® – é a combinação de duas plantas que vivem em condições extremas: chá-verde e Chrysantellis. São plantas tradicionais na medicina, e em cosmético possuem atividade na capturação de radicais livres. Têm efeitos sinérgicos.
- **Linefactor™** – extrato da raiz de hibisco (*H. abemomoschus*). Redensifica a derme e estimula a síntese de aquaporina. Recupera a função de barreira da pele.
- **Linum AO** – extrato de *Linum alpinum* e sorbato de potássio. Possui ação anti-inflamatória, pois reduz a expressão ICAM. Usado em cremes para peles irritadas e sensíveis.
- **Lipochroman-6** (nome Inci: dimethylmethoxy chromanol). Lipochroman é um ativo sintético que age capturando tanto espécies reativas de oxigênio (ROS) como espécies reativas de nitrogênio (RNS), evitando assim seus efeitos nocivos. Concentração de uso: 0,01% a 0,05%.
- **Lys'lastine™** – é o extrato de *Pseudanum graveolens* e goma de xantana. Recupera a elasticidade da pele, aumentando a síntese da enzima LOXL, que é responsável pela diminuição da elastase e, portanto, pela elasticidade da pele. Melhora o contorno facial e sua textura.
- **Ocalina PF** – mistura sinérgica da água do mar e extrato da semente de abóbora (*Cucurbita pepo*). Mistura rica em oligoelementos e de um aminoácido específico proveniente das sementes de abóbora. Ação: inibição da degranulação dos mastócitos a fim de limitar a liberação de histamina e consequente inflamação.
- **Redukine™** – contém biopherol (vitamina E fosfatada com alta biodisponibilidade, libera 2 a 3 vezes mais tocoferol na pele). É um complexo inibidor de citocinas, que são os mediadores da inflamação. Contém ainda ácidos graxos ômega-3,

6 e 9 (lipídeos da *Brassica napus*), que agem como protetores e regeneradores de tecidos. Uso: loção hidratante ultracalmante para peles com sinais de irritação e vermelhidão.

- **Trylagen®** – formado por peptídeos, é um extrato fermentado de Pseudoalteromonas (levedura encontrada no fundo do oceano) e de proteínas hidrolisadas de soja e trigo. Tem a propriedade de estimular a síntese de colágeno, inibindo a enzima que causa sua destruição. Testes comprovaram que reduz a profundidade das rugas em até 29%.

Parecer Técnico nº 6, de 28/9/01 para uso do termo "Pele sensível". Recomendações da GGCOS: a) Apresentar à Autoridade Sanitária, para fins de registro, testes de segurança (irritabilidade acumulada, sensibilização, fototoxicidade, e fotoalergia cutânea); b) Apresentar pesquisa clínica em condições reais de uso, realizada em população classificada como portadora de pele sensível; c) Classificar todo o produto cosmético, indicado para "pele sensível", como Grau de risco II.

Região periorbital: rugas, olheiras e bolsas de gordura

Fazendo parte do capítulo "Envelhecimento cutâneo", merecem atenção especial os produtos dirigidos, especificamente, para a região periorbital.

Os olhos são a parte mais sensível do corpo humano, mas a natureza dotou-os de elementos de proteção, como uma estrutura óssea que os circunda, formando um "nicho" onde estão acomodados; pálpebras que formam uma dobra fina (tanto na parte superior como na inferior), de pele macia e flexível, e que possui uma série de conexões nervosas e musculares que cobrem e protegem os olhos. O piscar dos olhos, voluntário ou não, também é um mecanismo de proteção dos olhos contra agentes irritantes; os cílios servem de barreira contra poluentes do meio ambiente.

Apesar desses elementos de proteção, a pele que circunda essa área é muito delicada (apenas 0,4 mm de espessura), enquanto a pele de outras regiões do corpo é mais resistente (em média, 2 mm de espessura). Os olhos também são dotados de uma enorme quantidade de vasos sanguíneos.

Os olhos e, consequentemente, a região que os circunda têm uma participação enorme para exprimir emoções (preocupação, alegria), trazendo consequências estéticas não muito apreciáveis, principalmente a partir dos 30 anos, quando começam a aparecer linhas finas pouco perceptíveis e que tendem a se tornar mais profundas, originando o que chamamos "pés de galinha".

PROBLEMAS QUE AFETAM A REGIÃO PERIORBITAL

- Olheiras – é o escurecimento bem-definido que aparece na região da pálpebra inferior em razão de um excesso de pigmentação e de dilatação de vasos sanguíneos.
- Edema/formação de bolsas de gordura.

PRINCIPAIS CAUSAS

1. Componente genético, no caso de olheiras crônicas. Aparecem muito cedo, mesmo na infância, principalmente em certos grupos étnicos, como turcos e árabes.
2. Estresse físico ou emocional, associado a poucas horas de sono.
3. Exposição solar e radiações UV.
4. Envelhecimento.

5. Reações alérgicas.
6. Excesso de álcool e tabagismo.
7. Alterações hormonais (períodos menstruais, contraceptivos).
8. Má alimentação e excesso de sal.

A hiperpigmentação se deve à fragilidade vascular e ao extravasamento de hemosiderina, variando a cor de amarelo-castanho a violeta, azul e roxo. Já a formação de bolsa de gordura se deve a um possível processo inflamatório com crescimento do adipócito, com vasodilatação anormal e extravasamento de líquido. A má circulação linfática favorece a formação do edema.

Os cosméticos dirigidos à região ao redor dos olhos merecem um cuidado maior na escolha das matérias-primas que devem ter um grau de pureza elevado. Também esses cuidados devem ser levados para o processo de fabricação, evitando assim os riscos de contaminações por microrganismos danosos.

Uma das formas cosméticas mais utilizadas para levar ativos específicos a essa área é o sérum e creme-gel. Os ativos constantes da formulação devem ser descongestionantes, drenantes, lipolíticos, e restauradores (ativos antirrugas, regeneradores celulares).

Muitos dos ativos utilizados para tratamento estético de rugas ao redor dos olhos são também utilizados em cremes faciais antienvelhecimento.

A seguir, exemplos de composição de ativos encontrada em alguns produtos, mostrando sua variabilidade quanto à adição de ativos.

PRODUTO A

1. Associação de vários extratos vegetais:
   - Pfaffia SP "ginseng brasileiro" – tônico circulatório.

- Alantoína – cicatrizante, analgésica e anti-inflamatória.
- Marapuana (*Ptychopetalum olacoides*) – planta medicinal da floresta amazônica, utilizada pelos nativos como energético natural. É rica em taninos, ácidos orgânicos, álcool triterpênico e lupeol. É antioxidante.
- Lírio branco ou copo-de-leite (*Lilium candidum*) – é anti-inflamatório e antifúngico.

Constituintes químicos: aminoácidos, flavonóis, glicosídeos e esteroides.

2. Hidroxiprosilane – acelera o processo regenerativo e restaura a elasticidade cutânea.
3. Haloxyl® – utilizado para o reestruturamento e despigmentação da região do contorno dos olhos. Tem efeito anti-inflamatório, contribuindo para a redução da vasodilatação e da permeabilidade dos vasos capilares.

   Contém: crisina, que auxilia a eliminação da bilirrubina, um derivado da hemoglobina; palmitoyl-glicina-histidina-lisina (tripeptídeo); palmitoyl Glicina-glutamina-Prolina-Arginina. Esses peptídeos reforçam e tonificam a região do contorno dos olhos.
4. Fatores de crescimento:
   - bFGF-Rh (basic Fibroblast Grow Factor) – Polypeptide-1 – Fator de crescimento fibroblástico. Melhora a elasticidade da pele, induzindo a síntese de colágeno e elastina;
   - IGF-1Rh – Oligopeptide-2-fator de crescimento "insulin-like". Efeito redutor da gordura localizada.

PRODUTO B

Produto com tecnologia Lift & Fix, que combina a molécula THPE (Tetrahydroxy Propyl Ethilenediamine). É classificado como quelante e age contraindo os queratinócitos. Proporciona firmeza imediata. Contém ainda Brugane, que estimula a produção de elastina para melhorar a firmeza da pele.

Brugane ou rest-harrow (*Ononis spinosa* – família *Fabaceae*) é encontrada em pradarias secas e incultas, sendo rica em heterosídeos flavônicos, saponinas e óleo essencial. É estimulante e em medicina é utilizada como diurético.

PRODUTO C

Contém caviar, extratos marinhos, peptídeos biossintetizados, vitaminas e antioxidantes. Combate rugas, perda de firmeza e elasticidade, olheiras e ressecamento da área periorbital.

PRODUTO D

Contém proteína do trigo e ruscogenina. Ajuda a eliminar as toxinas e a água acumulada na região dos olhos, combatendo bolsas e olheiras, e melhorando a firmeza das pálpebras. A ruscogenina é um glicosídeo esteroide extraído das raízes da gilbarbeira ou azevinho menor (*Ruscus aculeatus*). Propriedades: vásculo protetor e venotônico.

Outros ativos encontrados em formulações para a área dos olhos:

- Extrato de flor de orquídea (*Titrame Orquídea*), titulado em rutina. Em sua composição constam ainda glicídeos, aminoácidos, ácidos orgânicos e compostos fenólicos. Indicado como vasoprotetor. Ativa a circulação ao redor dos olhos, promovendo a despigmentação de olheiras.
- Cytobiol® Lumin-Eye – associação de três ingredientes ativos que, em sinergia, combatem bolsas e pigmentação (olheiras):

1. Extrato de *Fraxinus excelsior* – rico em esculina e fraxina, que diminuem a permeabilidade de capilares sanguíneos. Sua ação antioxidante limita a degradação da hemoglobina em compostos coloridos (bilirrubina), responsáveis pela coloração das olheiras.
2. Silicone orgânico – reforça a estrutura e a elasticidade de capilares sanguíneos e cria pontes entre colágeno e fibras elásticas.
3. Vitamina B3 (niacinamida) – estimula a síntese de colágeno e reestrutura a camada basal dos vasos a fim de restituir um fluxo normal.

- Tecnologia Spilol ou Spilantol – trata-se de princípio extraído da planta *Spilanthes oleraceae* (jambu). Atua descontraindo as microtensões que ocorrem na pele, combatendo rugas de expressão.
- Extrato de castanha-da-índia – melhora a microcirculação cutânea, ajudando na drenagem de líquidos, suavizando a aparência das bolsas e olheiras.
- Complexo antioxidante (vitamina E, extrato de café e licopeno) – pode ser usado em produtos diversos, inclusive para o contorno dos olhos, com difusores óticos e partículas de preenchimento que se depositam nos sulcos da pele, disfarçando a aparência de rugas.

Outras matérias-primas:

- Avena Eyes® – constituintes: *Avena sativa, Prunus armeniaca, Rosa canina* (rosa mosqueta) e pólen. Essas fontes vegetais são ricas em proteínas, ácidos graxos essenciais, flavonoides, ácido retinoico (*Rosa canina*) e vitamina C. Usos: atenua rugas e linhas de expressão ao redor dos olhos.

- Beautifeye – contém o extrato da casca da árvore *Albizia julibrissin*. Tem ação *lifting* sobre a pálpebra. É uma alternativa não invasiva para "levantar" a pele da pálpebra. Trata o contorno total do olho, diminuindo o círculo roxo e as bolsas.
- Biorusol® – contém rutina, que possui atividade anti-inflamatória, antiedematosa e vasoprotetora. Concentração de uso: 0,5% a 1%.
- Bioskinup® Contour 3R – constituído por extrato das células-tronco da casca da *Ptychopetalum olacoides*, extrato da raiz da *P. paniculata* e extrato da flor do *Lilium candidum*. Atenua e previne olheiras, inchaços e gordura na região orbital.
- Chromocare™ – contém extratos de *Siegesbeckia orientalis* e *Rabdosia rubescens*. Atua nos três cromóforos visíveis na pele: reduz a melanina e a hemoglobina, e melhora o colágeno. O Chromocare reduz a fagocitose dos melanossomas pelos queratinócitos.
- Hemaline® Somma – composto por fucoidan (polissacarídeo extraído de algas marrons) que inibe a formação de coágulos, melhorando a circulação sanguínea; escina (ativo encontrado no castanheiro-da-índia), que aumenta a resistência capilar; lecitina de soja, rica em fosfatidilcolina, que auxilia na manutenção das estruturas da pele e reduz o xantelasma (depósito de gordura que surge principalmente na região dos olhos); e cafeína, que melhora a circulação sanguínea. Concentração de uso: 5%.
- Venoxyl® – associa o extrato da folha de *Ginkgo biloba*, extrato das sementes do castanheiro-da-índia (*A. hippocastanum*) e o extrato das folhas da *Ruta graveolens* (rue). Age sobre o sistema

circulatório superficial, antiedema, e sobre as bolsas ao redor dos olhos. Concentração de uso: 2% a 8%.

- Vivillume® – é o extrato de *Strelitzia nicolai*. Promove a rápida degradação da bilirrubina, restaurando a luminosidade da pele. Combate olheiras e diminui as bolsas de gordura sob os olhos.

NOTA IMPORTANTE: A Catec, em seu Parecer Técnico nº 8 de 28/6/02, recomenda e a Gerência-Geral de Cosméticos determina que os produtos cosméticos indicados para olheiras, bolsas e inchaços ao redor dos olhos tenham sua eficácia e segurança devidamente comprovadas para as finalidades de uso, e sejam referidos como suavizantes de bolsas, inchaços e olheiras.

Filtros solares

São produtos cosméticos formulados com o objetivo principal de filtrar ou bloquear as radiações solares nocivas à pele, conservando sua eudermia. Na RDC nº 30 de 1/6/2012, a Anvisa divulgou algumas mudanças na regulamentação de protetores solares:

1. O valor mínimo do FPS será de 6 (antes era 2);
2. A proteção contra raios UVA terá de ser, no mínimo, 1/3 do valor do FPS declarado. A metodologia para comprovar UVA foi estabelecida;
3. A resistência à água terá de ser comprovada por metodologias específicas e que estão definidas na Resolução;
4. Os rótulos de protetores solares deverão orientar o consumidor sobre a necessidade de reaplicação, mesmo nos produtos resistentes à água.

A luz e o calor fornecidos pelo sol são muito importantes para o bem-estar fisiológico e psicológico do organismo, pois ativam a circulação e estimulam a produção de vitamina D, tão necessária para a formação óssea. Porém, exposições prolongadas e excessivas em horários inadequados agridem a pele, deixando-a mais seca, enrugada e com manchas senis, sendo também responsáveis pelo câncer de pele. Assim, a utilização dos filtros solares faz-se indispensável.

A radiação nociva também está presente em ambientes fechados (como em casas e escritórios) em virtude da iluminação artificial.

As radiações

A radiação solar é complexa, e entre os raios emitidos pelo sol temos:

- **Infravermelho** – responsável pelo calor. Comprimento de onda: 700 nm a 3.000 nm. A radiação IR não é somente aquela proveniente do sol: aparelhos eletrônicos também são responsáveis por danos causados à pele. A exposição aos raios IR do tipo A acelera o envelhecimento da pele por estimular a produção de radicais livres (RL). Para a proteção contra esse tipo de radiação, é necessário o uso diário de antioxidantes que devem fazer parte do produto cosmético utilizado.
- **Radiações visíveis** – responsáveis pela luz. Comprimento de onda: 400 nm a 700 nm.
- **Ultravioleta** – apresenta ação química e biológica. Comprimento de onda: 100 nm a 400 nm, assim distribuídos:
  - *UVA – 320 nm a 400 nm*
    - responsável pela pigmentação direta (bronzeamento), pelo fotoenvelhecimento e pelo câncer de pele;
    - grau de penetração: alcança a camada basal e a derme, atingindo o tecido conjuntivo.
  - *UVB – 290 nm a 320 nm*
    - grau de penetração médio, atingindo principalmente a epiderme;
    - promove eritema, envelhecimento cutâneo e câncer de pele.

- *UVC – 100 nm a 280 nm*
    - não atinge a superfície, pois é filtrada pela camada de ozônio. É uma radiação germicida.

Essas radiações são expressas em nanômetros (nm), que são a milésima parte do milímetro, ou seja, 10^{-9} m. Quanto menor a radiação, maior é a energia transmitida pela radiação.

Melanogênese

É o processo pelo qual ocorre a formação da melanina, que é produzida no interior dos melanócitos, encontrados na camada basal da epiderme. No interior dos melanócitos há organelas chamadas melanossomas, que são transportadas por dendritos melanocíticos para os queratinócitos da epiderme. A pele é então pigmentada pela melanina, tornando-se bronzeada. Por meio desse mecanismo, o organismo se defende dos efeitos danosos da radiação. Portanto, a melanina é um filtro solar natural.

ESQUEMA DE FORMAÇÃO DA EUMELANINA E DA FEOMELANINA

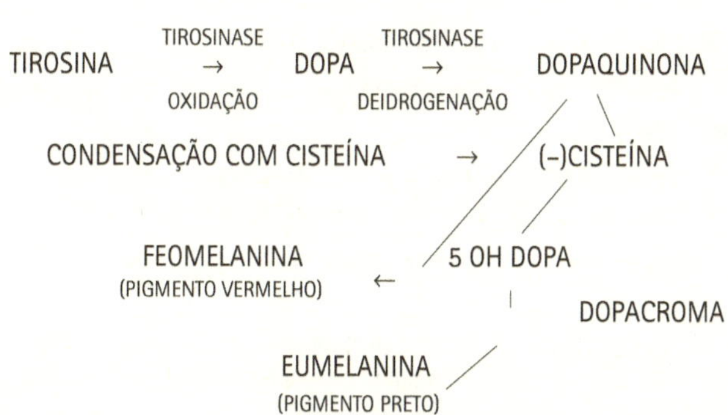

Fator de proteção solar (FPS)

Fator de proteção solar (FPS) é uma classificação dada pela Food and Drug Administration (FDA) em relação ao grau de proteção dos bronzeadores solares.

O fator de proteção solar é definido como a relação entre a dose eritemática mínima (tempo necessário para o aparecimento do eritema) de uma pele protegida com filtro solar dividida pela dose eritemática mínima de uma pele desprotegida.

O FPS dá uma indicação de quanto tempo um indivíduo pode permanecer ao sol sem se queimar, e refere-se somente aos raios UVB. Pode ser calculado pela seguinte equação:

$$FPS = \frac{\text{Dose eritemática da pele protegida com protetor solar}}{\text{Dose eritemática mínima da pele desprotegida}}$$

Assim, por exemplo, se uma pessoa, aos cinco minutos de exposição, começa a apresentar eritema, mas deseja permanecer ao sol por trinta minutos, deve usar um protetor solar FPS 6, conforme:

$$FPS = \frac{\text{30 minutos}}{\text{5 minutos}} = 6$$

TIPO DE PELE × FATOR DE PROTEÇÃO SOLAR

Tipo de pele	Sensibilidade da pele	Características	Cor da pele e FPS
I	Muito sensível	Queima-se com facilidade/ nunca se bronzeia	Branca; FPS 15 ou mais
II	Sensível	Queima-se com facilidade/ bronzeamento mínimo	Branca; FPS 8 ou mais
III	Normal	Queima-se moderadamente/ bronzeia-se gradualmente	Branca; FPS 6 a 8

(cont.)

Tipo de pele	Sensibilidade da pele	Características	Cor da pele e FPS
IV	Normal	Queima-se pouco/ bronzeia-se com facilidade	Morena-clara; FPS 4 a 6
V	Pouco sensível	Raramente se queima/ bronzeia-se intensamente	Morena; FPS 2
VI	Insensível	Nunca se queima/ altamente pigmentada	Negra; FPS 2

Protetores solares

Além da proteção natural da melanina, existem outros meios de garantir a proteção contra os raios nocivos do sol:

- **Meios físicos** – funcionam dispersando ou refletindo a radiação UV, impedindo sua ação danosa. São eles:
  - dióxido de titânio e óxido de zinco – indicados principalmente para peles sensíveis que exigem um FPS elevado. Cobrem um espectro amplo de radiação, incluindo UVA, mas são difíceis de formular devido à sua insolubilidade. Para contornar esse problema, novas tecnologias têm surgido com sucesso: uma delas é a micronização (no nível do nanômetro) das partículas que constituem essa substância e o seu posterior revestimento. O revestimento ou as pré-dispersões são obtidos com um número variável de compostos, em função da necessidade do formulador. Temos, assim, produtos mais estáveis e de aspecto agradável.
- **Meios químicos** – agem absorvendo as radiações e neutralizando-as. São eficazes, mas geralmente fotossensibilizantes, não sendo indicados para crianças com menos de 6 meses de

idade, especialmente pelo risco de absorção percutânea de suas moléculas. As moléculas mais utilizadas são:

- ácido para-aminobenzoico (Paba) e derivados. Exemplos: etil di-hidroxipropil Paba, etc. Todos eles filtram UVB;
- ácido cinâmico e derivados. Exemplos: octil metoxicinamato, metoxicinamato de etilhexila, etc. Filtram UVB;
- salicilatos. Exemplos: homosalato, salicilato de octila, etc. Filtram UVB;
- benzofenonas – indicadas por números, sendo a benzofenona-3 uma das mais utilizadas. Tem sua principal atividade em UVB, com absorção relativamente baixa em UVA (320 nm-340 nm), butil metoxidibenzoilmetano ou avobenzona (Neo Heliopan 357), etc. Filtram UVA;
- outros grupos. Exemplos: metilbenzilideno-cânfora (UVB), antranilato de metila (UVA), etc.
- Helioguard 365 – é um composto lipossomado formado pelos aminoácidos micosporinas-like. É eficaz na inibição da peroxidação lipídica, com filtro biológico que protege a pele contra a ação da radiação UV.

Novas tecnologias no desenvolvimento dos protetores solares têm levado ao mercado produtos "inteligentes", que, além de sua função principal, agregam outras ações, como a de antirradicais livres (ARL) e anti-inflamatória, pela incorporação de ativos como as vitaminas A e E, flavonóis e alguns derivados de plantas, por exemplo, extratos vegetais, como *Aloe vera*, frângula, cáscara sagrada, *Betula alba*, *Boswellia serrata*, princípio obtido da flor do jasmim (*Helisun*) e *Natuscreen*, produto obtido do alecrim, da sálvia e do tomilho.

FILTROS SOLARES MAIS UTILIZADOS

TESTADOS PELA FDA E SAA (STANDARD ASSOCIATION OF AUSTRALIA)

Fator de proteção solar	Filtro solar utilizado	Concentração usual	Absorvedores de raios
FPS 4,4	octil metoxicinamato	3,0%	UVA E UVB
	benzofenona 3	0,5%	
FPS 6	octil metoxicinamato	6,0%	UVB
FPS 7	octil metoxicinamato	6,0%	UVB
	butil metoxidibenzoilcinamato	1,5%	
FPS 9	octil dimetil Paba	7,0%	UVB
FPS 9,8	octil metoxicinamato	6,0%	UVA E UVB
	benzofenona 3	0,6%	
FPS 15	octil metoxicinamato	7,5%	UVA E UVB
	benzofenona 3	4,0%	
FPS 15	octil metoxicinamato	5,0%	UVA E UVB
	benzofenona 4	5,0%	
FPS 20	octil metoxicinamato	6,0%	UVA E UVB
	etil di-hidroxipropil Paba	4,0%	
	octil dimetil Paba	6,0%	
	benzofenona 3	2,0%	
FPS 33	octil metoxicinamato	7,5%	UVA E UVB
	octil dimetil Paba	8,0%	
	benzofenona 3	3,0%	
	Dióxido de titânio	5,0%	

Obs.: O fator de proteção solar tem como referência somente os raios UVB.
As benzofenonas absorvem tanto os raios UVA quanto os UVB.

Nessa linha de melhora do desempenho dos filtros, os fabricantes investem no desenvolvimento de moléculas cada vez mais fotoestáveis e com a possibilidade de ser incorporadas em meios aquosos (Mexoryl® SX) e fases oleosas (Mexoryl® XL), ou de produtos de proteção mais resistentes à água, incorporando compostos hidrófobos e de alto peso molecular (PM), como copolímeros acrílicos carboxilados, silicones (benzilideno malonato polissiloxano).

O silicone, associado à avobenzona, consegue estabilizá-la, o que é muito importante, pois ela é um dos poucos filtros solares que cobre um amplo espectro de radiação, tendo maior absorção na faixa de UVA. O formulador também pode associar filtros físicos aos químicos, obtendo bons resultados de proteção UVA e UVB. Exemplo: o Uvinul T 150 (octiltriazona) na concentração de 3%, quando associado a 4% do óxido de zinco, pode alcançar FPS 30, com fotoestabilidade.

FATORES QUE INFLUENCIAM A EFICIÊNCIA DOS PROTETORES SOLARES

- **Veículo** – as emulsões sob a forma de cremes são, em geral, as melhores. Com essa forma cosmética, podem-se obter os mais altos FPS.
- **Ingredientes da fórmula** – alguns reduzem a eficiência dos filtros solares (altas concentrações de etanol, óleo mineral, vaselina sólida e ésteres ramificados diminuem o comprimento de onda máximo de absorção dos filtros solares).
- **Associação de filtros solares** – substâncias que formam uma película uniforme sobre a pele, como os silicones.
- **Alguns derivados vegetais** – alecrim, amor-perfeito, frângula.

Além dos protetores solares, há um outro grupo de produtos cosméticos essencial para a recuperação da pele: são os produtos pós-sol, que atuam por meio do cuidado na hidratação e da adição de extratos vegetais com propriedades calmantes. O uso de fragrâncias frescas e herbais pode apontar para um "claim" natural. Exemplo:

- **Extrato Vegetal de Epilóbio** (*E. angustifolium*) ou Willow Herb Extract – é um agente emoliente natural e anti-irritante comprovado contra a radiação UV e testado em irritação induzida por ácido lático.

Cosmética para maquilagem

São produtos coloridos em diversas formas cosméticas, destinados a embelezar a pele e a cobrir suas imperfeições. Os corantes utilizados devem estar listados na RDC nº 44 de 9/8/2012. A maquilagem deve ser aplicada após a limpeza, a tonificação e a hidratação da pele.

A nova tendência para maquilagem é agregar às formulações ativos que promovam, além do embelezamento, benefícios para a pele. Uma dessas tendências é a utilização de argilas ricas em minerais. São coloridas e 100% naturais. São ricas em silício, ferro, cálcio, alumínio, magnésio, etc., auxiliando no suprimento de oxigênio, no controle da oleosidade e na redução da vermelhidão da pele, podendo substituir parcialmente o talco, que, segundo especialistas, obstrui os poros.

Novas tecnologias também são apresentadas por fornecedores de matérias-primas:

- Microesferas – Exemplos: o ácido hialurônico desidratado, contido em microesferas, possui o benefício da hidratação e do preenchimento de microrrelevos da pele. São microesferas porosas de sílica que absorvem a oleosidade da pele.

Essas microesferas (ou EA-209), com superfície totalmente regular e com capacidade de reflexão difusa da luz incidente, provocam um desfocar das rugas e imperfeições da pele. Em produtos labiais, elas podem evitar a migração de pigmentos de batons para o entorno dos lábios.

- Tecnologia dos "óleos em pó" (de pêssego, andiroba, etc.), que oferece toque seco e aveludado aos produtos.

Outra novidade é a maquilagem de *High Definition*. É a maquilagem profissional de alta definição e que se expandiu, não estando mais restrita às produções de tevê ou cinema. Como a técnica de aplicação deve ser em pontos, isto é, os produtos são "depositados" sobre a pele, e não "esfregados", a maquilagem não produz "marcas" na pele. Essa tecnologia exige que os pigmentos empregados sejam cada vez mais micronizados para serem incorporados a uma base. Geralmente é utilizado o equipamento *airbrush* para que ela seja aplicada. (Informações extraídas da revista *Química e derivados*, n. 478, out. 2008.)

A introdução de difusores óticos e partículas de preenchimento nos produtos para maquilagem é o que está fazendo a grande diferença nesses produtos:

- **Difusores óticos** – são micas iridescentes micronizadas em várias cores que refletem a luz de forma diferenciada, disfarçando olheiras e pequenas imperfeições da pele. Causam um efeito imediato.
- **Partículas de preenchimento (efeito *plumping*)** – são representadas por aminoácidos, proteínas que reforçam a estrutura cutânea, melhorando o volume dos lábios, diminuindo as linhas de expressão ao redor dos lábios e da região periorbital.

Diferentemente dos difusores óticos, têm um efeito progressivo e duradouro. Fazem parte de uma linha específica para maquilagem antienvelhecimento.

- **Nitreto de boro** – estrutura em formato de cristais hexagonais. Possui ação preenchedora, que oferece efeito matte "soft focus", ou seja, penetra sobre a ruga, camuflando-a, tendo-se a sensação de seu desaparecimento.

Formas cosméticas para maquilagem

Essas formas são escolhidas de acordo com o tipo de pele e as funções que apresentam:

- **Sólidos** – pós (soltos e na forma compactada).
- **Moldados** – batons, blushes, etc. Formulações que são também conhecidas como emulsões anidras.
- **Emulsões** – O/A e A/O.
- **Géis** – preparações de aparência viscosa, transparentes ou opacas.
- **Suspensões** – dispersão de corantes e pigmentos em meio líquido, formando duas fases.
- **Mousse** – preparações com textura aerada e sensorial macio, pode formular bases, blushes, corretivos e sombras.

Produtos para maquilagem

- **Corretivo** – tem a função de encobrir imperfeições da pele, como manchas e cicatrizes. Suaviza linhas de expressão (vincos) e ajuda a disfarçar olheiras. É encontrado em várias tonalidades e usado conforme critério do maquilador. Entre as matérias-primas utilizadas em sua formulação destacam-se os pigmentos (opacificantes). Atualmente, esses produtos são formulados com ativos antioxidantes (derivados do arroz, por exemplo), hidratantes e nutritivos. A tecnologia das microesferas também é empregada com vários materiais (sílicas, náilons, polimetilacrilatos, silicones, etc.), proporcionando uma película tensora, que disfarça rugas e linhas de expressão.

A tecnologia dos "óleos em pó" também tem emprego em formulações de corretivos. Por exemplo, o óleo em pó de andiroba favorece a circulação sanguínea, sendo indicado para formulações para aplicação nas áreas dos olhos.

A base corretiva **Vitacolor®** proporciona uma coloração à pele e, quando fomulada com filtros solares, minimiza o efeito "fantasma", frequentemente promovido pelos filtros solares físicos.

- **Base** – produto cosmético específico para encobrir certas imperfeições da pele, dando-lhe uniformidade quanto à cor. Também protege a pele contra agressões externas (radiações UV, poluição) e facilita a fixação de outros produtos de maquilagem, como o pó facial. Geralmente é apresentada sob a forma de cremes ou emulsões do tipo O/A.

  Aguns ativos agregados a essas formulações beneficiam a pele, regulando a oleosidade (óleo de jojoba em pó), estimulando a síntese de aquaporines-3, que vão atenuar rugas e linhas de expressão (oligossacarídeos da flor do amor-perfeito), com efeito tensor imediato (polióis da aveia). O uso prolongado desse ativo também reduz as linhas de expressão.

- **Cake** – maquilagem moderna, graças à estabilidade e à facilidade de aplicação e retoque. Matérias-primas utilizadas:
  - *talco, caulim, carbonato de cálcio* – constituem o veículo (ou carga), participando com 35% a 80% na formulação;
  - *pigmentos inorgânicos* (óxidos de ferro, dióxido de titânio e óxido de zinco) – constituem de 10% a 50% da formulação;
  - *materiais oleosos e graxos* (lanolina, óleo mineral, etc.) – constituem de 1% a 20% da formulação;
  - *umectantes*, que servem também para dispersar pigmentos – constituem de 1% a 10% da formulação.
- **Pós faciais** – produtos que conferem maciez à pele, mascaram imperfeições e brilho proveniente das secreções cutâneas. Podem variar de opacos (maior teor de pigmentos de cobertura) a translúcidos (baixo teor de opacificantes), conforme as tendências da moda ou o tipo de pele. Apresentam algumas propriedades específicas:
  - *adesão à pele* – dada pelos estearatos de zinco e de magnésio, óleo mineral, sílica em pó, silicatos e sericita;
  - *deslizamento* – facilita o espalhamento do pó, não permitindo o aparecimento de manchas. O talco e a sericita são os mais utilizados para essa finalidade;
  - *absorção de secreções* – caulim, talco, carbonato de cálcio ou de magnésio, amido e celulose microcristalina (Avicel) ajudam a eliminar o brilho em certas áreas, pela absorção parcial das secreções cutâneas;
  - *poder de cobertura* (pós opacos) – dióxido de titânio e óxido de zinco;
  - *poder aglutinante* (pós compactos) – estearatos de zinco e de magnésio;
  - *viço* – às vezes utiliza-se seda em pó.

- **Batons** – dispersões de material corante em uma mistura adequada de óleos, manteigas e ceras. São utilizados para dar coloração atraente aos lábios, além de protegê-los contra o ressecamento. Suas propriedades são:
    - *aparência atraente* – ou seja, superfície macia e cor uniforme. Os umectantes, que vão dispersar os pigmentos e corantes, não devem alterar sua forma física (bastão) nas mudanças normais de temperatura. Nesse caso, as ceras (carnaúba, candelila, ozoquerita) são responsáveis pela estabilidade nas variações de temperatura;
    - *inocuidade*, mesmo se ingeridos – os corantes devem ser aqueles permitidos pela Legislação Brasileira e nas quantidades estabelecidas;
    - *fácil aplicação*, cobrindo os lábios com uma película, sem serem excessivamente gordurosos ou secos – matérias-primas como óleo de rícino, alcoóis graxos, ésteres, manteiga de cacau, cera de abelha e ceras de silicone dão essas características quando em mistura adequada;
    - *boa durabilidade e facilidade de remoção* – a lanolina e seus derivados, com os corantes adequados, são responsáveis por essas características;
    - *proteção aos agentes externos* – portanto, são utilizados filtro solar, alantoína e vitaminas A e D, principalmente.
    - *volume extra, ou seja, efeito* plumping – agrega o complexo Maxi-Lip, constituído pelo palmitoyl oligopeptídeo, que ajuda a preencher e suavizar as linhas dos lábios pela estimulação da produção de colágeno e das glicosaminoglicanas. Para obter esse mesmo efeito, pode ser utilizado o ácido hialurônico desidratado que, em contato com a umidade

dos lábios, proporciona o efeito de volume de forma rápida, temporária e sem causar nenhum tipo de desconforto. Outro ativo é o Volulip™, que contém o extrato da planta *Portulaca pilosa* e um peptídeo que mimetiza matrikinas, para o preenchimento dos lábios por meio da síntese do ácido hialurônico. Melhora a textura dos lábios (interna e superficial) com visível mudança no volume.

Outros aditivos que podem ser adicionados são o *Capsicum frutescens* (óleo resina) e o methyl isopropyl propionamide. A capsaissina (derivado da pimenta) e o nicotinato de butila ou metila agem causando uma microinflamação nos lábios que provoca a sensação de formigamento.

- **Redutor de linhas de expressão no contorno dos lábios** – exemplos: complexo contendo spilol, elastinol e antioxidante.
- **Hidratação** – complexo Aqua silk, que ajuda a reter a hidratação, potencializando os pigmentos responsáveis pela cor.
    - Outras formulações apresentam derivados obtidos de vegetais, como tapioca, ceramidas de maracujá, extrato de *Portulaca oleraceae*, que aumenta a produção de involucrina.
- **Gloss** – complemento no uso do batom. Não proporciona cor, mas sim brilho e efeito molhado. Geralmente contém hidratantes.
- **Lápis labial** – para que cumpra seu objetivo, isto é, delinear o contorno dos lábios e seu formato, deve ser firme, macio e deslizar com facilidade.
- **Blushes** – indicados para realçar ou dar colorido às maçãs do rosto, conferindo uma aparência saudável ao visual e corrigindo certas irregularidades da face. Apresentam-se em várias formas

cosméticas, inclusive géis. As matérias-primas serão escolhidas em função de sua forma física, estando, por sua vez, condicionadas ao tipo de pele. Por exemplo, pós e géis para peles lipídicas ou endérmicas e cremes (emulsionados ou anidros) para peles alipídicas.

- **Maquilagem para a área dos olhos** – produtos indicados para acentuar ou modificar a aparência dos olhos com o uso de corantes apropriados. A área dos olhos é a parte mais sensível da face, portanto os corantes a serem utilizados na composição incluem os insolúveis em água e lacas de alta pureza. As demais matérias-primas também requerem a mesma pureza. Produtos para a área dos olhos:
  - *máscaras para cílios* – utilizadas principalmente para aumentar o volume dos cílios e aparentar alongamento. Grande parte desses produtos é colorida, e as matérias-primas de sua formulação dependerão da forma física de apresentação:
    - creme – apresenta-se como emulsão O/A com adição de ceras de abelha e carnaúba (dão volume aos cílios) e agentes hidrófobos, como silicone volátil e polibuteno. Empregam-se também resinas (acrílicas), que dão volume aos cílios. Além desses ingredientes estruturais, a formulação pode também conter ativos que tratam e fortalecem os fios.
  - *sombras* – produtos para aplicação nas pálpebras. Servem para conferir profundidade aos olhos, intensificar e realçar sua cor. Apresentam-se nas seguintes formas:
    - creme anidro – indicado para as peles alipídicas. Suas matérias-primas são graxos (óleo de rícino hidrogenado, lanolina, cera de abelha, parafina, etc.);

- moldadas (bastão) – seguem a mesma direção de fórmula do creme anidro, utilizando ceras de ponto de fusão mais elevado (ceresina, etc.);
- pó cremoso – as mais utilizadas, por servirem a qualquer tipo de pele. As matérias-primas empregadas são praticamente as mesmas dos pós, apresentando, no entanto, características mais sedosas, que lhes são conferidas por talco (cerca de 50%), seda em pó, miristato de iso-propila, sericita.

Na nova linha para maquilagem dos olhos, as sombras contendo o complexo *Dimensional Lift* promovem a elevação das pálpebras. Esse complexo é constituído de cafeína, que ajuda a reduzir o inchaço nas pálpebras.

- *Lápis delineadores e para sobrancelhas* – a mistura de óleos e ceras deve ser bem equilibrada para dar firmeza ao produto, sem, contudo, afetar o traço. Devem ser macios ao se aplicar e resistentes à quebra e ao apontamento. O kajal, lápis de crayon de textura macia, é utilizado para delinear o contorno dos olhos. Esses produtos, de preferência, devem resistir à água e às lágrimas.

Cosméticos multifuncionais, nutricosméticos e veganos

Os cosméticos multifuncionais são aqueles que oferecem mais de uma ação quando aplicados à pele. Avaliando as matérias-primas oferecidas por seus fabricantes aos formuladores de produtos cosméticos, vimos que muitas delas são misturas complexas que atuam na pele promovendo mais de um benefício – por exemplo, aquelas que, além de hidratar, irão também atuar como clareadoras de manchas. Igualmente significante é o que acontece com o mercado de proteção solar, que cada vez mais apresenta produtos com benefícios complementares, como ativos antioxidantes, cor (para o disfarce de manchas e imperfeições) e proteção contra a radiação infravermelha e a luz visível.

Fazendo parte dessa categoria, surgiu em 1960, na Alemanha, o BB cream, introduzido pela dermatologista Christine Schrammch para "acalmar" a pele agredida por procedimentos químicos ou a laser. No Brasil, esse tipo de produto chegou em 2012 e trouxe com ele novas categorias:

- **BB Cream** (Blemish Balms Cream) – hidratante e proteção solar, uniformiza o tom de pele com ação antibrilho;
- **CC Cream** (Color Correction Creme) – seu objetivo é o clareamento de manchas. Além dos ativos encontrados no BB Cream, trazem na sua composição ativos para dar mais

luminosidade e para amenizar certos problemas, como a acne.

- **DD Cream** (Daily Defensers Cream) – seu objetivo é prover maior proteção e hidratação da pele.
- **EE Cream** (Energy Enhancer Cream) – desenvolvido para promover uma limpeza profunda da pele por meio de uma esfoliação realizada por grânulos de sua formulação. Dá vitalidade e elasticidade à pele.

Nutricosméticos

"São produtos para a administração oral, formulados e comercializados especificamente para propósitos de beleza" – definição dada no evento *In Cosmetics* (Amsterdã, Holanda), em 2008.

A Anvisa, órgão fiscalizador de cosméticos e de alimentos, não registra nenhum produto como nutricosmético, pois eles não se enquadram na definição dada para as categorias de cosmético nem de alimento. Portanto, a Anvisa enquadra esses produtos na categoria de alimentos funcionais, porque produzem efeitos metabólicos ou fisiológicos por meio da atuação de um nutriente na manutenção do organismo. Assim, a "Lista de Alegações de Propriedade Funcional e/ou de Saúde, Novos Alimentos/Ingredientes/Substâncias ativas e Próbióticas" da Anvisa (atualizada em 2008) esclarece no item 4:

> Os alimentos que apresentam em seus dizeres de rotulagem ou material publicitário as alegações listadas a seguir devem ser registrados na categoria de "Alimentos com Alegações de Propriedade Funcional ou de Saúde". Assim, devem ter registro à comercialização conforme Anexo II da Resolução

nº 278/2005 e devem atender critérios estabelecidos nas Resoluções nº 18/99 e 19/99.

Nas alegações listadas estão aquelas atribuídas ao licopeno, luteína, zeaxantina, etc., como tendo "ação antioxidante que protege as células contra radicais livres...", e determina requisitos específicos para registro, como no caso da proteína de soja:

> Os dizeres de rotulagem e o material publicitário dos produtos à base de soja NÃO podem veicular qualquer alegação em função das isoflavonas, seja de conteúdo ("contém"), funcional, de saúde e terapêutica (prevenção), tratamento e cura de doenças.
>
> *Fonte:* www.anvisa.gov/alimentos/comissoes/tecno_lista.alegaçoes.htm.

Por definição, alimentos funcionais são aqueles que, além de suas funções básicas nutricionais, demonstram benefícios fisiológicos, reduzindo o risco de doenças. É recomendado consultar um médico antes de consumir tais produtos, para evitar efeitos colaterais, já que cada linha e categoria desses produtos tem concentração maior de um determinado componente.

Apesar de a localização dessas substâncias ser (por enquanto) no "limbo", a comunidade científica incrementou estudos clínicos envolvendo as matérias-primas com a finalidade de auxiliar na promoção do conceito "beleza de dentro para fora". No *Estudo Prospectivo* – Série Cadernos da Agência Brasileira de Desenvolvimento Industrial (ABDI) de 2009 (ver pp. 270-271, item 7, capítulo "Evolução cosmética e as novas tecnologias"), uma das tendências apontadas é a "ampliação do conceito e do uso de produtos nutricosméticos".

O conceito de beleza aliado à nutrição foi criado em 1985 por Marie Béjot, médica e nutriologista especialista em estética médica. O primeiro produto desenvolvido foram cápsulas hidratantes contendo ácido graxo ômega-3. No Brasil, por volta de 1995, foi lançado o produto Tan Optimizer, desenvolvido para proteger a pele antes da exposição solar.

Os antioxidantes estão entre os ingredientes mais utilizados como nutricosméticos. Dentre eles, os mais conhecidos são os carotenoides (betacaroteno, licopeno, luteína, zeaxantina e astaxantina) e os polifenóis (taninos, antocianidinas, catequinas, flavonoides).

Outras empresas importantes lançaram, a partir de 2008, produtos nutricosméticos como:

- **Bio-Arct** – contém alga vermelha (*Chrondus crispus*), que vive nas profundezas do mar Ártico e é rica em peptídeos. Protege a pele contra agressões externas e auxilia na cicatrização cutânea.
- **Cartidyss®** – extrato de cartilagem de peixe. Apresenta a mesma composição do tecido cartilaginoso: sulfato de glucosamina, sulfato de condroitina, ácido hialurônico, fosfato de cálcio e colágeno hidrolisado. É altamente digestivo em virtude do baixo PM. Hidrata a pele no nível da derme e melhora as propriedades mecânicas da epiderme.
- **Colyss** – colágeno hidrolisado e desodorizado de origem marinha. Usos: para pele, cabelo e unhas.
- **Exsylnutriment** – é o ácido ortosilícico estabilizado com colágeno marinho hidrolisado. Silício orgânico biodisponível, administrado via oral (nutricêutico). Promove

alta hidratação cutânea. Aumenta a síntese de colágeno e elastina, e estimula a reposição de cabelos mais resistentes e espessos. Concentração: 50 mg/dia a 600 mg/dia.

- **Lambrusco** – suplemento vitamínico e mineral (cápsulas). Possui ação antioxidante, contendo polifenóis (antocianinas), vitaminas C e E, betacaroteno e minerais sob a forma de quelatos: zinco e selênio. Conforme propõe o fabricante, 1 dose (2 cápsulas/dia) equivale a uma taça de vinho tinto (90 ml).
- **OLI-OLA™** – ativo Ecocert, extraído do fruto da oliveira, padronizado no mínimo em 3% de hidroxitirosol, que tem alto poder antioxidante. É anti-inflamatório, agindo sobre enzimas como a fosfolipase, cicloxigenase (COX) e lipoxigenase (LOX). Reduz a expressão de citocinas pró-inflamatórias como a TNF-alfa, IL1, IL6.
- **Radiant complexion** – complexo biomarinho com vitamina C e zinco.
- **Reaox** – ação antioxidante para combater radicais livres. A fórmula contém luteína purificada e agentes antioxidantes.

Cosméticos veganos

São produtos que não possuem em sua composição ingredientes de origem animal e também não são testados em animais. Portanto, cosmético vegano não tem relação com o fato de ser natural ou orgânico.

O veganismo é uma filosofia que visa abolir o uso e a exploração de animais em atividades humanas, como alimentação, entretenimento, beleza, moda, etc.

Alguns exemplos de ingredientes que não devem ser utilizados em cosméticos desse tipo são leite e derivados, mel, lanolina, proteína da seda, proteína animal, etc.

Atualmente, existem muitas marcas nesse segmento, de produtos para higiene, cremes, a produtos para maquilagem.

No setor de cosméticos, essa linha surgiu em 1997, com o movimento de respeito aos direitos dos animais e ambientais preconizado pelo veganismo. Naquele ano, dados indicavam que 3% da população norte-americana não havia usado nenhum produto de origem animal nos dois anos anteriores.

Criado em 1944, por Donald Watson – que se desfiliou da Vegeterian Society por diferenças ideológicas e, com amigos, fundou a Vegan Society –, o termo em inglês *vegan* tem origem na palavra ***vegetarian***.

Evolução cosmética e as novas tecnologias

A evolução da indústria de cosméticos está sedimentada em estudos científicos não só de sua área de atuação como também de outras especialidades, como a física, a biologia e, principalmente, a biologia médico-dermatológica. A partir desses estudos e experimentos surgiram novas tecnologias (ex.: aquelas relativas aos nanomaterais e à fermentação biológica) e, mais recentemente, a neurocosmética.

Nanotecnologia/nanobiotecnologia

CONCEITOS:

- **Nanotecnologia** é a capacidade potencial de criar coisas a partir do "muito pequeno", usando técnicas e ferramentas que estão sendo desenvolvidas para colocar cada átomo e cada molécula no lugar desejado. Esse conceito é confirmado pela etimologia da palavra: *nano*, em grego = anão; *tecno* = técnicas de construção, fabricação ou manipulação; e *logia*, do grego = = tratado, estudo. "Muito pequeno", neste contexto, significa entidades de dimensão menor que 100 nanômetros, sendo que

1 nanômetro (nm) = a bilionésima parte de uma grandeza; no caso, a grandeza é o metro. Comparando os "muito pequenos" em nanômetros:

- Átomos = 0,2 nm; DNA = 1 nm; proteínas = 10 nm; e vírus = 100 nm.
- A nanobiotecnologia resulta da convergência da nanotecnologia com a biotecnologia, isto é, se refere a materiais biológicos que podem ser veiculados por nanoestruturas. Esta é a área mais promissora que pode ser aplicada a cosméticos. Ex.: Revitalift usa nanossomas para o transporte de ingredientes ativos lipofílicos.

HISTÓRICO

O físico americano R.P. Feynman (Prêmio Nobel de Física em 1965) foi o precursor do conceito de nanotecnologia, embora não tenha usado o termo em sua palestra para a Sociedade Americana de Física, em 29 de dezembro 1959. A palavra "nanotecnologia" foi usada pela primeira vez pelo professor Norio Taniguchi, em 1974, porém sua popularidade se deu nos anos 1980, por meio de Eric Drexler, que se referia à construção de máquinas em escala nanométrica (motores, computadores inteiros, etc.).

A nanotecnologia é multidisciplinar, abrangendo a indústria têxtil, a eletrônica, a medicina e muitas outras áreas. A partir de 1994 (quando houve a primeira patente de creme cosmético para o rosto constituído por nanocápsulas de vitamina E pura, para combater o envelhecimento da pele), também passou a fazer parte da ciência cosmética.

Atualmente essa tecnologia está presente em outros produtos cosméticos, como xampus, condicionadores, pastas de dente, cremes anticelulíticos, tinturas, etc.

No setor cosmético, a técnica consiste em colocar em compartimentos substâncias ativas em veiculadores cujo tamanho situa-se na faixa nanométrica (50 nm a 300 nm). O cosmético aplicado sobre o rosto irá liberar os ativos que vão agir na camada basal, o local de origem das células da pele.

Assim, a nanotecnologia não é só uma tendência. Ela cria oportunidade de crescimento para o setor da beleza ao produzir produtos com maior valor agregado. Esse crescimento foi mostrado no levantamento de produtos registrados na Anvisa (CIN/ANVISA, 2014, *apud* VIEIRA, 2015, p. 10), no qual aparecem 599 produtos cosméticos que usam nanotecnologias. Esse número ultrapassa, em muito, o de outros produtos controlados pela agência – por exemplo, medicamentos.

TIPOS DE ESTRUTURA EM NANOCOSMÉTICOS

- **Nanopartículas** – caracterizam-se por uma alta superfície de contato e um grande número de partículas por unidade de peso.
    - *Benefício*: as substâncias ativas veiculadas nessa estrutura têm melhorada a sua disponibilidade e/ou estabilidade quando comparadas com o mesmo material (substância ativa) na forma molecular. Fazendo parte dessa categoria, temos as nanopartículas lipídicas sólidas, que são sistemas organizados a partir de lipídeos sólidos. Suas principais características são: ótima estabilidade física, protetora de substâncias instáveis, não permitindo sua degradação, bom controle da liberação de ativos, boa tolerância, capacidade de formação de filme sobre a pele (propriedade oclusiva) e sua adequação para o transporte de substâncias lipofílicas.

- *Usos*: em protetores solares, uma vez que a matriz lipídica formada sobre a pele irá protegê-la, retardando a penetração do ativo. É ideal para o transporte da coenzima Q10 e do retinol, fulerenos e outros ativos.

- **Nanocápsulas** – são sistemas nanovesiculares que apresentam uma estrutura com núcleo (que pode ser lipídico) e invólucro típica. O tamanho está na faixa entre 100 nm e 500 nm. As substâncias ativas são então transportadas dentro de uma cavidade envolvida por uma membrana polimérica, adsorvida na superfície ou impregnada na matriz polimérica.
  - *Polímeros que podem ser usados na formação das nanocápsulas*: policaprolactona e o polímero constituído pelos ácidos lático e glicólico.
  - *Benefícios*: protege ativos sensíveis, reduz odores desagradáveis de certos ativos, evita incompatibilidade entre os ingredientes da formulação.
- **Nanoesferas** – são formadas por uma matriz polimérica, na qual a substância ativa pode ficar adsorvida ou retida, e não possuem óleo em sua composição, o que as diferencia das nanocápsulas. As nanoesferas podem ser utilizadas para veicular fragrâncias e vitaminas. Ex.: vitaminas A, C e E, utilizadas no clareamento de pele, e que possuem propriedades anti-envelhecimento.
- **Nanoemulsões** – são dispersões estáveis com diâmetro médio de gota (algumas centenas de nanômetros). Este sistema é composto por água, óleo e um ou mais agentes surfactantes (pode ser tanto emulsão A/O como O/A).
  - *Características*: elevada estabilidade, em virtude de seu tamanho reduzido. A fase aquosa pode conter substâncias ativas. A fase oleosa é composta por óleo mineral, óleo

de silicone, óleo vegetal, esteres de ácidos graxos, ácidos graxos ou ingredientes ativos lipofílicos.

- *Benefícios*: 1) aumentam a hidratação e a elasticidade da pele, pois os ativos têm maior possibilidade de atingir o extrato córneo; 2) são transparentes, fluidas e agradáveis ao toque; 3) sua concentração de ativo(s) é mais baixa (em torno de 5%, enquanto nas microemulsões a exigência é na faixa de 20%).
- *Usos*: óleos de banho, creme para o corpo, antirrugas e antienvelhecimento.

- **Lipossomas** – também estão enquadrados na nanotecnologia. Sua dimensão varia de 5 até centenas de namômetros.
- **Niossomas** – são vesículas preparadas a partir de tensoativos não iônicos. Os niossomas podem se fundir com os lipídeos do estrato córneo. Melhoram a estabilidade e a disponibilidade das substâncias ativas, podendo aumentar a penetração na pele.

RESUMINDO: O QUE SE ESPERA DE UM NANOCOSMÉTICO?

Ação mais eficaz pela penetração mais profunda das partículas na pele, sem o risco de alcançar a corrente sanguínea.

SEGURANÇA NO USO DE NANOCOSMÉTICOS

O Scientific Committee on Consumer Products (SCCP) da Comissão Europeia apresentou, em dezembro de 2007, um relatório denominado "Opinião preliminar sobre a segurança de nanomateriais em produtos cosméticos", no qual as nanopartículas são classificadas em dois grandes grupos:

- as lábeis – são aquelas que se dissolvem física ou quimicamente. Exs.: lipossomas e nanopartículas biodegradáveis; e

- as insolúveis – nanopartículas com dióxido de titânio e fulerenos.

As metodologias de risco baseadas em medida de massa podem ser adequadas para as primeiras. Já para as insolúveis, outras medidas são necessárias, como avaliar a penetração do ativo, que não pode ter o risco de alcançar a corrente sanguínea.

Em suma, conforme o documento de referência "Nanotecnologia em cosméticos":

> A análise de segurança de cosméticos que incorporam nanotecnologias deve ser desenvolvida no produto final se as tecnologias aplicadas forem solúveis e lábeis; ou então diretamente nos nanoingredientes, se esses forem insolúveis e persistentes. (ITEHPEC & ABIHPEC, 2012, p. 12)

PARTICIPAÇÃO DA ANVISA

Em termos nacionais, a agência cria o Comitê Interministerial de Nanotecnologia (CIN), por meio das seguintes portarias:

- Nº 1.358, de 20 de agosto de 2014 – institui o Comitê Interno de Nanotecnologia;
- Nº 1.393, de 25 de agosto de 2014 – designa os titulares e suplentes para compor o CIN.

Internacionalmente, a agência participa do IPRF Nanomedicines Working Group.

Neurocosmético

DEFINIÇÃO

É o produto cosmético que contém substâncias cujos alvos são as terminações nervosas sensíveis a calor, frio, dor, prurido e pressão. É certo que já eram conhecidas algumas substâncias como o mentol que, agindo sobre os termorreceptores, provocava a sensação de frio e até dor. Mas hoje já se conhecem melhor as neurotrofinas, uma família de fatores de crescimento polipeptídeos como o NGF (Fator de Crescimento Neuronal), necessário para a sobrevida de algumas classes de neurônios, incluindo alguns da pele.

HISTÓRICO

No 23º Congresso do IFSCC (International Federation of Societies of Cosmetic Chemists), em 2004, aparece, pela primeira vez, trabalho referente a neurocosméticos ("Benefícios funcionais à pele a partir de proteção dirigida de neurônios cutâneos") realizado por pesquisadores da Exsymol S.A.M. No Brasil, o 18º Congresso Brasileiro de Cosmetologia aborda o assunto. Outros congressos realizados na Alemanha e na França também abordaram temas em torno da neurobiologia cutânea e sua importância na ciência cosmética.

MECANISMO

A pele é o nosso maior órgão, tendo como função primordial proteger o organismo do meio ambiente. Para tanto, ela é dotada de um sistema único e eficiente e, fazendo parte dele, estão os nervos autônomos e sensoriais que estão distribuídos por todas as camadas da pele. Portanto, formam uma rede que leva as informações que serão processadas no Sistema Nervoso Central e que produzirão, como resposta, alterações na pele. Essa resposta pode ser determinada por neuropeptídeos e receptores de estruturas correspondentes.

A relação da pele com o sistema nervoso é atualmente um dos grandes campos de pesquisa da biologia cutânea. A pele é um órgão muito enervado e contém numerosas terminações nervosas livres, tanto na derme como na epiderme. Existe, pois, contato entre a fibra nervosa, os queratinócitos, os melanócitos, os mastócitos e as células endoteliais. Nessas terminações estão presentes várias substâncias neurotransmissoras. Destas, os peptídeos são as mais conhecidas.

Por exemplo, na pele existe um sistema complexo e funcional de receptores de endorfina. A betaendorfina (um neuropeptídeo) vai estimular a migração dos queratinócitos e dos fibroblastos, envolvendo-se assim nos processos de cicatrização. A principal função dos queratinócitos é produzir queratina (uma escleroproteína), que faz com que a epiderme seja uma camada protetora. Mas essas células são também capazes de produzir fatores de crescimento neuronal, como o NFG, e neuromediadores, como as endorfinas. Assim, um neurocosmético com função semelhante ao NFG teria a função de atuar na regeneração da pele e manter sua integridade. Por exemplo, na pele envelhecida as células maduras têm reduzido o NFG, e o uso de um neurocosmético apropriado poderia reverter esse quadro.

A descoberta de que a pele também é influenciada pela betaendorfina propiciou o desenvolvimento de novos ativos que têm propriedades semelhantes às das endorfinas. Os neuropeptídeos pertencem a essa categoria.

Neuropeptídeos

É uma variedade de peptídeos encontrada no tecido nervoso, como as endorfinas, as encefalinas e o neuropeptídeo Y, que promove a integridade e a comunicação entre as células. Entre outras propriedades, têm atividade sensorial e estimulam os mecanismos de defesa da pele. O conhecimento do papel das terminações nervosas na pele levou os fabricantes de matérias-primas a desenvolver novas tecnologias, e uma delas se refere à produção de peptídeos biomiméticos, isto é, peptídeos que podem imitar peptídeos neuromoduladores e torná-los disponíveis na derme. Esses peptídeos no produto cosmético geralmente são associados a extratos vegetais que, por sua vez, apresentam substâncias responsáveis pelo aspecto saudável da pele. Ex.: fitoendorfinas, encontradas na pimenta-rosa e *Tephrosia purpúrea*.

MECANISMO DE AÇÃO

Os peptídeos funcionam em um esquema geral que lembra o modelo "chave-e-cadeado". O peptídeo é a chave que, chegando pelo sangue, pela linfa ou por alguma outra fonte externa, se liga ao "cadeado", isto é, ele é reconhecido pela molécula específica ou proteína na superfície da membrana celular.

Esse reconhecimento se dá graças às estruturas complementares tridimensionais. Essa ligação desencadeia alterações transmembranais, iniciando uma "cascata" de eventos na bioquímica do interior da célula. Os peptídeos são conhecidos como "mensageiros" de informações biológicas.

ATIVOS QUE CONTÊM PEPTÍDEOS

- **Aquaporine®** – é um biopeptídeo exclusivo, derivado do ácido glutâmico e associado ao silametriol trealose. Tem ação similar às aquaporines transmembranais (AQPs).
- **Calmosensine** – é o acetyl dipeptídeo-1-cetyl Ester. Reduz a sensação de irritação da pele.
- **Decrinyl®** – é um tetrapeptídeo lipossomado que imita a sequência de decorin e que se liga às fibrilas de colágeno. Demonstrou-se que regula a fibrinogênese e o crescimento de

fibroblastos de controle, melhorando a firmeza e a elasticidade da pele (substitui o decorin não funcional encontrado em peles envelhecidas). Concentração usual: 5%.

- **Difuporine®** – é um hexapeptídeo (acetyl hexapeptídeo-37) que aumenta a expressão de aquaporine (AQP-3), melhorando o fluxo de água a partir da camada basal da epiderme. Aumenta a hidratação da pele, a síntese proteica e a proliferação celular. Concentração recomendada: 2%.
- **Glistin** – é o glutamylamidoethyl indol, um dipeptídeo neuroprotetor com ação antioxidante e antineurodegenerescência.
- **Tego® – PEP 4-17** – é constituído pelo tetrapeptídeo-21. Propriedades*:* auxiliar o ECM (Extracellular matrix), que é a espinha dorsal de vários tecidos, especialmente da pele. As proteínas do ECM recentemente têm sido descritas por seu papel importante na migração celular, proliferação e regulação do gene durante a cicratização de feridas.
- **Neuroxyl®** – é uma associação de neuropeptídeos (glutamylamidoethyl indol e prolinamidoethyl imidazole). Ação*:* antioxidante e neuroprotetor contra a radiação UV, previne a neurodegeneração e reequilibra a função imunológica. Controla o processo de pigmentação cutânea e hidratação.
- **Idealift** – é o lipopeptídeo N-acetil tirosil-arginil-O-hexadecil éster. Essa sequência de aminoácidos é baseada no dipeptídeo tirosina-arginina presente no organismo. Propriedades*:* estimula a síntese de colágeno e restaura a função das fibras elásticas, atuando contra a flacidez da pele.
- **Neutrazen** – é um tripeptídeo ligado a um lipídeo para melhor penetração e eficácia. É um verdadeiro neurocosmético especificamente designado para prevenir e reverter os sinais de inflamação neurogênica.

ATIVOS NÃO PEPTÍDICOS UTILIZADOS EM NEUROCOSMÉTICOS

- **Betaphroline®** (extrato dos grãos de *Theophrosia purpúrea*) – inibe em 60% a G3PDH e ativa a adenilciclase em 85%. Estimula a liberação de moléculas euforizantes (betaendorfinas) pelos queratinócitos a fim de desestressar a pele.
- **Endorphin®** – neurossensorial etnobotânico contendo polifenóis de cacau (*Theobroma cacao*) e extrato da semente de Thephrosia purpúrea, que agem sinergicamente, acalmando e hidratando a pele. Simultaneamente, estimula a liberação de betaendorfinas pelos queratinócitos, promovendo sensações de conforto e relaxamento. Tem ação antiestresse comprovada.
- **Foxglove®** – neurossensorial botânico extraído da planta *Rehmannia glutinosa*, cultivada nas altas regiões do Tibet. Possui ação euforizante tecidual, estimulando a liberação de endorfinas pelos queratinócitos.
- **Sensactive Veg** – de origem vegetal (óleo vegetal e palm alcohol e phytosteryl canolate). Age como um bioconector entre a mente e a pele, induzindo ao bem-estar e à homeostase cutânea. Proporciona toque sedoso, sensação de hidratação, luminosidade e brilho na pele.
- **Sepicalm S** – contém aminoácidos da aveia vetorizada em cadeia graxa, enriquecidos com minerais. Induz à síntese de betaendorfinas, promovendo a sensação de relaxamento da pele. Diminui a formação de eritema causado por estresse de UV ou mecânico e irritações causadas por agressão química. Inibe os principais mediadores da inflamação, como os radicais livres, elastase e lipoxigenases.

- **Relievene SK** – é uma associação do extrato de raiz da Rhodiola rósea, carnosina e alanylglutamine. Diminui o estresse oxidante, prevenindo contra o envelhecimento prematuro.
- **Kemspheres VBE** – nanopartículas carreadoras de Vanilly Butyl Ether (VBE), que provoca sensação térmica (calor) no local onde é aplicado. Essa ação neuroestimulante se deve à capacidade de o VBE se ligar a receptores específicos da pele, ativando neurônios que vão desencadear a sensação térmica.
- **Happybelle PE** – complexo de fitoendorfinas do *Vitex agnus castus* (pimenta-dos-monges). Ativo lipossomado que estimula a proliferação de fibroblastos e migração de queratinócitos. Revitalizante e hidratante, suaviza rugas e funciona como calmante para a pele. É utilizado em cosméticos manipulados.
- **Bacocalmine (*Bacopa monniera*)** – planta conhecida da medicina aiurvédica. É indicado para peles sensíveis. Indicado também para produtos com o conceito zen.
- **Extrato glicólico de *Bacopa monnieri*** – Constituintes da *B. monniera*: alcaloides (*brahmine* e *herpestine*); saponinas; esteróis (stigmasterol, betassitosterol); ácido betúlico; etc. Pesquisas recentes têm focado sobretudo a melhora dos efeitos cognitivos, especificamente a memória, aprendizado e concentração. Tem propriedades antioxidantes, podendo oferecer proteção ao dano provocado por radicais livres.
- **Pimenta-rosa (*Schinus molle* = aroeira-falsa, ou *S. terebinthifolius*)** – atua como liberador de dopamina, molécula responsável pela sensação de bem-estar e que foi desenvolvida para aplicação em cosméticos para a pele, óleos para massagens, produtos para terapias em spas, etc.

- **Sândalo branco asiático (*Santalum album*)** – o óleo essencial contém principalmente santalol. Tem efeitos comprovados de reparo das terminações nervosas sujeitas a estresse, promovendo a homeostase cutânea e atua como regenerador da pele. Produz efeito calmante.
- **Extrato de gengibre (*Zingiber officinale*)** – atua como inibidor da ação anti-inflamatória, o que foi demonstrado pela redução da prostaglandina E2.
- **Óleo de levístico (*Levisticum officinale*)** (família *Apiaceae*). Origem: Pérsia. Nomes populares: levítico, erva-maggi, folhas-de-ligústica, livèche (francês), lovage leaves (inglês), etc. Parte utilizada: folhas, flores e raízes. Constituintes químicos: látex amarelo, resina balsâmica, óleos essenciais (terpineol), ácido málico, ésteres de ácidos orgânicos, ácido angélico, etc.

  Atua como potencializador do crescimento natural cutâneo e promove a revitalização da pele. Os testes de eficácia com esse ativo revelaram aumento na síntese de proteína.

Biotecnologia

DEFINIÇÃO

"É o conjunto de conhecimento que permite a utilização de agentes biológicos (organismos, células, organelas, moléculas) para obter bens e assegurar serviços" (Instituto de Tecnologia ORT).

Outra definição é dada pela Convenção de Biodiversidade Biológica da ONU: "Biotecnologia define-se pelo uso de conhecimentos sobre os processos biológicos e sobre as propriedades dos seres vivos com o fim de resolver problemas e criar produtos de utilidade".

Subentende-se dessas definições que várias entidades científicas estão envolvidas, como a engenharia bioquímica, a biologia, a bioquímica, a biologia molecular, entre outras.

Antes de 1970, o termo biotecnologia era utilizado principalmente pela indústria de alimentos. A partir dessa época estendeu-se a técnicas de laboratório em pesquisas de DNA recombinante, desenvolvidas pela bioengenharia genética, propiciando a produção de insulina, hormônios do crescimento, plantas resistentes a pragas, etc.

Cultura de células (fibroblastos, por exemplo) e tecidos também tem sua importância tanto para a medicina como para a indústria cosmética.

A biotecnologia não é tão nova. Sem ter esse nome técnico, já era do conhecimento do ser humano há milhares de anos, como é o caso da fermentação para obtenção de pão, vinho e cerveja, principalmente. Mesmo para a indústria cosmética, esse conhecimento não é tão novo assim, mas nos referimos a ela, aqui, pelo desenvolvimento recente dos mais diversos ativos colocados no mercado para uso em cosméticos com diferentes ações, tais como de estimulação metabólica (produção de fibroblastos, por exemplo) e de ciclo de crescimento. Damos a seguir alguns exemplos de ativos e outros tantos estão referidos nos vários assuntos tratados neste livro.

- **Elastinol + R** – é a combinação otimizada de dois oligo e polissacarídeos: ramnose e fucose. Esses açúcares são capazes de se integrar com receptores celulares presentes nas membranas das células cutâneas, promovendo a integração celular para que se dê a proliferação celular e a modulação da produção de macromoléculas. Foi obtido por meio de um processo sofisticado de biotecnologia elaborado por laboratório francês.

- **Fucogel®** – é um polissacarídeo de alta viscosidade, obtido da fermentação de vegetais (sorbitol de milho e peptona de soja). É rico em oses como a fucose, galactose e ácido galacturônico. Aplicado sobre a pele, forma uma película, tendo a característica de capturar moléculas de água, promovendo hidratação imediata e prolongada. Atenua a irritação da pele causada pelo uso excessivo de AHAs e por poluentes ambientais, pois inibe o MIF (fator inibidor de migração dos macrófagos).
- **Hyanify®** (*Saccharid isomerate*) – é um exopolissacarídeo obtido da fermentação biológica da y-proteobactéria marinha (extraída da superfície da alga *Laminaria macroalgae*). Os microrganismos que crescem no mar Atlântico, região da Finisterra, Bretanha-França (Aber wrac'h), apresentam estruturas e mecanismos especiais para garantir a sobrevivência. Um deles é a síntese do ácido hialurônico. Ação: induz o aumento dos fibroblastos dérmicos, combatendo a flacidez. Ideal para a área naso-labial ("bigode chinês"), que é suscetível a mudanças de volume da pele.
- **Metabiotics resveratrol** – associa uma levedura encontrada no solo (*Pichia pastoris*) e o resveratrol extraído da planta japanese knoweed (*Fallopia japônica*). Essa planta contém resveratrol e um glucosídeo conhecido como piceid (stilbenoid glucosídeo, também conhecido como revesratrol 3-beta-mono D-glucoside). É obtido por biofermentação. Usado em formulações antienvelhecimento.

- **Saccharomyces/xylinum Black Tea Ferment** – conhecido no Japão como kombucha. Acentua a absorção pela pele, auxilia a função de imunidade e a restauração do volume de zonas deficientes da pele. Kombucha é uma colônia de levedura composta de microrganismos aglomerados em uma massa de celulose. Essa massa é colocada no chá preto, previamente preparado. Tem-se assim uma bebida obtida a partir da fermentação da cultura de kombucha, que utiliza o açúcar do chá, produzindo outras substâncias valiosas, como os ácidos glucurônico e glucônico, lático, vitaminas (B1, B2, B3, B6, B12 e C, ácido fólico), hidroxiácidos, aminoácidos e substâncias antibióticas. Essa bebida é utilizada pelos orientais há mais de 2.000 anos. Considerado um alimento probiótico, também é conhecido por outros nomes, como chá do cogumelo, fungo do milagre e vinho indiano.
- **Extrato do lisado do Saccharomyces** – estimula o consumo de oxigênio e combate irritações da pele. Ajuda na regeneração celular.
- **Glycofilm® 1,5P** – É um polissacarídeo constituído por glicose, ácido galacturônico e L-fucose, e obtido por fermentação bacteriana. Modo de ação: age como uma segunda pele, formando um filme ativo. Dessa forma, limita os efeitos agressivos externos à pele, como a radiação UV, a poluição e o uso excessivo de detergentes.
- **Teflose®** – é a ramnose, glicose e ácido glucurônico obtido por fermentação bacteriana. Sua estrutura complexa se assemelha ao Teflon®, formando assim uma cobertura na superfície da pele, o que vai inibir a adesão de bactérias indesejáveis e/ou patogênicas. A ramnose é um açúcar envolvido na comunicação celular, conferindo a capacidade de modular a resposta inflamatória em caso de agressão.

Tecnologia de cultura de células-tronco vegetais

Tendo em vista as definições de biotecnologia citadas anteriormente, vamos entender a nova tendência da indústria cosmética de lançar produtos de "rejuvenescimento" para a pele usando ativos extraídos de células-tronco de plantas.

As células-tronco são células indiferenciadas com capacidade de gerar células especializadas com diferentes funções, sob determinadas condições fisiológicas, incluindo o recebimento de sinais que são enviados por outras células. Podemos comparar as funções das células-tronco de plantas com aquelas dos animais, no que se refere à função de sustentar o crescimento e substituir tecidos.

As células-tronco são normalmente mantidas em locais específicos (nichos), aos quais esses sinais extracelulares chegam: no caso das plantas, elas são encontradas no meristema apical (ou broto apical), tecido formado por células meristemáticas; e nos animais são encontradas na pele (camada basal ou germinativa da epiderme, protuberância folicular), na medula óssea, no fígado, etc.

Nas células merismáticas encontram-se diversos compostos químicos, como polissacarídeos, compostos fenólicos, proteínas estruturais, fosfolipídios, etc. Particularmente importante é a existência de uma classe de reguladores do crescimento da planta, os fitohormônios:

- **Auxinas** – promovem a divisão e o crescimento celular. A auxina mais importante de ocorrência natural é o indol-3-acetic acid (IAA). Seus derivados aminados são importantes: indol--acetyl-L-alanina e indol-acetyl-L-glicina, que são estáveis ao aquecimento e à luz.

- **Citoquininas** (ou citocininas) – promovem a divisão celular. As citocininas de ocorrência natural pertencem a um grande grupo de compostos estruturalmente relacionados aos derivados purínicos. Exemplos: zeatina (foi a primeira citocinina natural descoberta. Letham, em 1973, viu que tinha o mesmo efeito da cinetina); e a 2iP. Mas existem os análogos sintéticos, como a kinetina (6-furfurylaminopurine).

As citocininas são produzidas nas raízes e transportadas para todas as partes da planta através do xilema. Embriões e frutos também as produzem. Elas também atuam em associação com as auxinas no controle e dominância apical. A diferença na quantidade entre esses fitohormônios em uma cultura de células vegetais é que ele vai determinar o tipo de órgão que vai surgir. Assim:

  - relação 1:1 = as células se multiplicam, mas não se diferenciam, formando uma massa de células conhecida como "calo";
  - auxina > citocinina = "calo" forma raízes;
  - auxina < citocinina = "calo" forma brotos.

A citocinina também retarda o envelhecimento das plantas.

- **Gibberalinas** – elas estimulam o alongamento da célula, fazendo com que a radícula rompa o tegumento da semente. Gibberalinas usadas no meio de cultura dessas células: GA3, ABA (abscisic acid).

Alguns produtos que utilizam essa tecnologia têm a proposta de estimular a ação das células-tronco da pele. Essas células (da camada basal) são renovadas a cada 21 dias, aproximadamente, mas por causa da idade, de estresse e de agressões externas, as células-tronco adultas perdem a vitalidade e a capacidade de se dividir, tornando a renovação celular mais lenta, o que leva à falta de firmeza e de elasticidade da pele.

Alguns ativos preparados pela tecnologia de células-tronco vegetais:

- **Buddleja davidii stems GX™** – cultura de células meristemáticas da *B. davidii* (summer lilac – não confundir com lilás verão, nome português da *Syringa vulgaris* – família *Oleaceae*, pois a *B. davidii* pertence à família *Scrophulariaceae*). Este ativo fornece três tipos de proteção: contra o fotoenvelhecimento causado por danos dos raios UVA; contra o estresse oxidativo induzido por UV e contra a atividade das metaloproteinases (MMPs). Os ativos obtidos por essa tecnologia são purificados e quantificados, o que proporciona maior garantia e efetividade de seus benefícios.
- **Leontopod stems GX™** – na tecnologia de culturas de células-tronco do *L. alpinum* são obtidos altos níveis do ácido leontopódico. Este protege as macromoléculas da matriz extracelular, inibindo a colagenase e a hialuronidase. Possui ação antioxidante, reduzindo significantemente os radicais livres.

Desenvolvimento sustentável

É outra evolução dentro da indústria cosmética e são palavras muito comuns na publicidade de produtos cosméticos que têm como objetivo transferir ao consumidor os valores de tal desenvolvimento.

Mas o que é desenvolvimento sustentável?

"É aquele que satisfaz as necessidades presentes, sem comprometer a capacidade das gerações futuras de suprir suas próprias necessidades" (definição da ONU em seu documento "Nosso Futuro Comum", publicado em 1987).

A preocupação com a sustentabilidade vem mobilizando empresários de todas as áreas, e tanto fornecedores de matérias-primas como produtores de cosméticos não poderiam ficar de fora. Essa preocupação está no investimento em tecnologias mais limpas, no desenvolvimento de produtos com menos impacto ambiental, como o uso de ingredientes derivados de insumos naturais. Um recente exemplo é a obtenção de glicóis (propileno glicol, butileno glicol, etc.) a partir da fermentação da glicose do milho, substituindo, desse modo, a obtenção dos glicóis a partir do petróleo ("Bioderivado substittui glicóis e glicerina do petróleo". R. F. Durham e outros. DuPont Tate & Bio Products Company, Estados Unidos, *Revista Cosmetics & Derivados*, vol. 23, maio/jun. 2011). Da mesma forma, embalagens feitas com materiais reciclados ou recicláveis vêm sendo produzidas.

Foi a partir dessa concepção de sustentabilidade que surgiu nos últimos anos um novo conceito: "química verde ou tecnologia verde".

Pode-se constatar a preocupação dos pesquisadores da indústria cosmética com a sustentabilidade quando tomamos conhecimento dos temas de congressos realizados pela International Federation of the Societies of Cosmetics Chemists (IFSCC):

- "Beauty in Diversity – a Global Village" (realizado na África do Sul, em 2012);
- "Innovation & Responsability: Cosmetics Forever" (ano 2010, na Argentina).

O tema central do 25º Congresso Brasileiro de Cosmetologia, realizado em maio/2011, foi "Cosmetologia Globalizada: Percepção Além da Tecnologia", e como tema do Curso Pré-Congresso, "Sustentabilidade e Biodiversidade no Brasil".

O desenvolvimento sustentável provavelmente tem muito a ver com o que os fornecedores de matérias-primas vêm anunciando em seus produtos: "Certificado Ecocert".

Exemplo de matéria-prima "sustentável", de uso cosmético, conforme indicação do fabricante:

- **Nutrimel®** – oligossacarídeos obtidos do Yacon (*Smallanthus sonchifolius* ou *Polymnia sonchifolia*), "favorecendo o desenvolvimento sustentável da Biodiversidade da América Latina".
    - Propriedades: estimulante do metabolismo celular e hidratante de longa duração.
    - Nota: a Yacon é uma planta originária da Cordilheira dos Andes. Suas folhas e tubérculos são consumidos em sua forma natural. É consumida desde os tempos pré-inca.

Tecnologia verde

É a tecnologia de extração supercrítica (Supercritical Fluid Extraction – SFE). Nela são usadas técnicas para a obtenção de produtos de maior qualidade e que não agridam o meio ambiente.

"A forma de obtenção dos ativos é hoje tão relevante quanto o próprio ingrediente ativo. Isso significa encontrar tecnologias alternativas e eficientes para gerar matérias-primas sem empregar solventes nas reações" (www.quimicaederivados.com.br/revista/qd.477/cosmeticos).

A técnica de extração e purificação de ingredientes ativos de planta era – e algumas ainda são – obtida pela utilização de solventes orgânicos que estão sendo substituídos pela SFE. Um exemplo dessa tecnologia é o ativo Pro-Xylane® (uma das únicas moléculas a receberem o rótulo "Química Verde", segundo laboratório francês pesquisador do ativo).

A GENÉTICA E A CIÊNCIA COSMÉTICA

Sobre estes assuntos há de se considerar, minimamente, dois aspectos:

1) Formulações cosméticas individualizadas, baseadas no mapeamento do DNA.

Há a percepção de que o mapeamento genético viabilizou a elaboração de tratamentos médicos mais específicos, de medicamentos mais eficazes e de dietas e exercícios físicos individualizados.

É do conhecimento de todos nós a relação entre a genética e a pele, em fatores como a cor e mesmo em certas doenças de pele (ictiose e outras). Também relacionadas a causas endógenas e hereditárias, a literatura médico-dermatológica cita a acne e a lipodistrofia ginoide (celulite). Porém, estudos recentes vão mais além e informam, por exemplo, que testes atualmente já disponíveis permitem dizer que um indivíduo tem maior propensão à calvície do que outros; que alguns têm predisposição para perder colágeno precocemente, ou a capacidade de responder a estímulos inflamatórios (irritação a procedimentos que sensibilizam a pele); outros têm capacidade de reagir melhor aos radicais livres, etc.

Segundo fontes científicas, são dezoito os genes que têm influência no envelhecimento da pele. E é com base nesses estudos, provavelmente, que o fabricante de ativos para uso cosmético explica o mecanismo de ação de tais substâncias. Por exemplo, a matéria-prima Saccharide Isomerate®, de acordo com o fabricante, "efetivamente estimula os genes que desempenham papel-chave na melhora da barreira da pele, estimulando a síntese de ceramida". Outro exemplo é o Longevicell®, ativo cujo mecanismo é estimular o gene da longevidade SIRT 1 (Silent Information Regulator 1). Mais recentemente, foi desenvolvido o ativo Jufefoxo®, um peptídeo que mimetiza a atividade do gene Foxo 3 A, cuja ação é reduzir os danos ao DNA, o que foi associado à longevidade humana.

O teste de DNA permite avaliar onze mecanismos diferentes sobre o envelhecimento cutâneo. Na atualidade, os dermatologistas, sem equipamentos, têm somente quatro referências como sinais do envelhecimento cutâneo: rugas, manchas, hidratação deficiente e vascularização da pele. Mas, graças aos avanços científicos, é possível descobrir alguns genes ligados ao envelhecimento da pele por meio do exame de DNA (basta testar uma só vez, de preferência na juventude).

Na ciência cosmética o assunto da preparação de produtos cosméticos a partir do mapeamento do DNA está em aberto, isto é, já se tem notícias de empresas que preparam formulações individualizadas (com ativos específicos e em quantidades precisas), prescritas por médicos dermatologistas que tiveram por base os resultados dos testes.

Resumindo, o processo segue os passos:

a) recolher amostra de células (fragmentos de pele), o que é atribuição do dermatologista. Outra técnica (existente nos Estados Unidos) é recolher células da parte interna da bochecha (pode ser feita pelo próprio consumidor, mas é preciso acondicionar a amostra de modo correto);

b) enviar para um laboratório especializado em mapeamento do DNA;

c) o resultado do teste é avaliado pelo dermatologista, que então formula o produto adequadamente;

d) a formulação é manipulada por profissional competente (geralmente, farmacêutico) e entregue ao consumidor.

No Brasil, uma empresa de cosméticos iniciou esse processo, mas, ao que tudo indica, por razões de custo-benefício o processo foi descontinuado.

É evidente que há receios quanto à validade desse procedimento, como há, aliás, em toda nova tecnologia. Só o transcorrer do tempo, aliado a novos conhecimentos, é que dará a resposta final.

2) Telômeros, telomerase e o envelhecimento

- **Telômeros (do grego *telos* = final e *meros* = parte)**: são estruturas constituídas por fileiras repetitivas de proteínas e DNA não codificante, que formam as extremidades dos cromossomos. Servem como um protetor para os cromossomos, assegurando a informação genética, uma vez que os terminais cromossômicos, sem os telômeros, podem ser envolvidos em recombinações não esperadas. Os telômeros funcionam como uma espécie de relógio da vida celular. Cada vez que a célula se divide, os telômeros são ligeiramente encurtados, limitando o número possível de divisões da célula. Assim, após certo número de divisões, eles são encurtados de maneira que vão desencadear mecanismos que acabam culminando na morte da célula. Diversos estudos chegaram à conclusão de que o fator mais importante no encurtamento dos telômeros é a relação direta com o estresse oxidativo determinado pelo aumento dos radicais livres (BLACKBURN & EPEL, 2017).

- **Telomerase**: é um complexo enzimático terminal transferase ribonucleoproteico. É uma enzima especializada que atua na duplicação das extremidades dos cromossomos. "A ativação da telomerase leva à imortalização celular, enquanto a repressão leva a uma contínua redução do tamanho cromossômico que acaba por levar à morte celular" (PARSONS, 2003, p. 55). A telomerase foi descoberta na década de 1980 por três geneticistas, que, em 2009, ganharam o Prêmio Nobel de Medicina. Essa descoberta deu início a muitas outras pesquisas científicas. Uma delas busca chegar a resultados que estabeleça a ligação entre senescência e encurtamento dos telômeros.
- **Envelhecimento**: com a idade, a produção de telomerase diminui e os telômeros encurtam, provocando o envelhecimento celular. Esse encurtamento parece estar envolvido na produção de progerina, que é um marcador de senescência. Quanto mais curtos os telômeros forem, mais progerina é produzida, conforme a descoberta de geneticistas norte-americanos, liderados por Francis Sellers Collins (diretor do Projeto Genoma Humano), em 2003. A ciência cosmética, com base no conhecimento desenvolvido por esses cientistas, viu a possibilidade de desenvolver bioativos que possam interferir nesse processo, ou seja, prevenir o envelhecimento

precoce de nossa pele. Estudos *in vitro* mostraram que a utilização de ativos como o extrato de *S. baicalensis* pode induzir à produção de telomerase em fibroblastos. Outro componente que se mostrou interessante foi o tripeptídeo biomimético Progeline™, que foi lançado mundialmente na In-Cosmetics 2012 e ganhou o prêmio de melhor ingrediente na redução da progerina.

PERSPECTIVAS DE FUTURO PARA A CIÊNCIA COSMÉTICA

No *Estudo Prospectivo – Higiene Pessoal, Perfumaria e Cosméticos* – Série Cadernos da Agência Brasileira de Desenvolvimento Industrial (ABDI), (vol. XIII, Brasília, 2009), são abordados os objetivos estratégicos a serem alcançados até 2023, das tendências que foram apontadas. Aqui resumimos algumas delas:

1) Desenvolvimento de produtos cosméticos para a saúde e o bem-estar do indivíduo. Isso inclui a busca da beleza para "melhorar a autoestima e a manutenção jovem com a evolução da idade".
2) "Direcionamento para nichos, visando alcançar efeitos específicos para cada tipo de público, de acordo com seus anseios". Se traduzirmos o que se estabelece como "tipo de público" para "indivíduo", estaríamos antevendo o desenvolvimento de produtos cosméticos a partir da genética?
3) Consumidores passam a ter maior aceitação dos produtos que não agridam o ambiente, incluindo:
    - matérias-primas de origem natural, isto é, ativos que têm sua origem na biodiversidade, orgânicos, etc.;
    - não utilização de animais em pesquisas;
    - embalagens recicláveis, reduzindo, assim, o consumo de energia em sua produção.

4) Difundir a utilização das "terapias *at home*" (SPAs *at home*) entre os consumidores.
5) Disseminação dos tratamentos realizados em clínicas de estética em substituição aos procedimentos médicos, tornando-os menos invasivos, como utilização de produtos para envelhecimento cutâneo em vez da toxina botulínica, aumento do volume labial, atenuadores de rugas, etc. Este item tem como objetivo diminuir custos, favorecendo o público de renda não tão elevada.
6) Crescimento no emprego de tecnologia diferenciada, como a nanotecnologia e a biotecnologia.
7) Ampliação do conceito e do uso de produtos nutricosméticos.
8) Desenvolvimento de nutracêuticos personalizados, visando agir no combate ao envelhecimento, à obesidade, etc.
9) Maior desenvolvimento de formulações cosmecêuticas (cosméticos de risco).

Na área de medicina estética, algumas das tendências são:

1) Uso de tecnologia 3D em tratamentos estéticos e médicos (demonstrando as diferenças entre o "antes" e o "depois"), combate ao envelhecimento, etc.;
2) Emprego de substâncias como os fatores de crescimento e as células-tronco, que reparariam danos celulares, naturais ou decorrentes da idade e da exposição ao sol, visando à produção e manutenção das células com melhor "qualidade".
3) Incentivar a participação de profissionais da área médica e estética em congressos e workshops para intercâmbio de conhecimentos.

Glossário

ÁCIDO ARACDÔNICO (ou ácido eicosatetraenoico) – é um ácido graxo essencial, pertencente ao grupo dos ácidos graxos ômega-6. É formado por uma cadeia de vinte átomos de carbono com quatro (4) duplas ligações. Por terem essas duplas ligações, é possível a oxidação nesses sítios, permitindo a formação de vários lipídeos com atividades biológicas distintas. O ácido aracdônico está presente nas membranas das células e é o precursor da produção de eicosanoides, um dos compostos considerados pró-inflamatórios.

APOPTOSIS – em grego arcaico significa "o ato de cair". Termo introduzido por Kerr (1972) para designar o suicídio celular. A palavra foi escolhida porque o fenômeno não gera danos para o organismo. É um mecanismo pelo qual as células que não estão sendo utilizadas são eliminadas por meio da ativação de processos bioquímicos, sem desencadear processos inflamatórios. Essa "autodestruição celular" requer energia e síntese proteica para sua execução.

AQUAPORINAS – são proteínas transmembranais (canais hídricos) que permitem o transporte de moléculas de água por meio da membrana plasmática das células. As aquaporinas foram descobertas por microscopia eletrônica em 1974, mas só foram realmente caracterizadas como um conceito inovador de hidratação da pele em 1991, por Peter Agri, que recebeu o prêmio Nobel de Química em 2003 por suas pesquisas sobre o tema.

ATP (ADENOSIN TRIFOSFATO) – é um nucleotídeo responsável pelo armazenamento de energia em suas ligações químicas. Ao se decompor, por ação de certas enzimas, o ATP fornece o ADP (adenosina difosfato), podendo chegar a AMP (adenosina monofosfato). Nessa decomposição há liberação de energia que pode ser utilizada por vários processos biológicos, como o transporte ativo de moléculas, síntese e secreção de substâncias, locomoção e divisão celular, etc. Essa energia não pode ser estocada, sendo seu uso imediato. Através de outros caminhos biológicos, o ATP se recompõe para novamente iniciar o ciclo.

AUXINA – palavra que tem origem no grego, "crescer", "aumentar". São hormônios vegetais relacionados à regulação do crescimento. A auxina mais conhecida é o ácido indolilacético (AIA). Sua produção se dá na primeira porção da planta que aparece à superfície do solo. Ocorre também em embriões, nas sementes.

CALCINEURINA – é uma proteína fosfatase envolvida na ativação do fator nuclear de células T ativas ("NFAT"), um fator de transcrição que estimula as células T envolvidas no tráfico de cálcio e nas respostas inflamatórias. Com a idade, a expressão de calcineurina aumenta intrinsicamente o tempo todo.

CAVEOLINA 1 – é uma proteína codificada em humanos pelo gene CAV 1. Essa proteína é o principal componente das cavéolas (= pequenas covas), as quais, em biologia celular, são um tipo especial da balsa lipídica, formadas na membrana plasmática da maioria dos tipos celulares.

CITOCINA (ou **Citoquina**) – é um extenso grupo de moléculas (proteínas de baixo peso molecular ou peptídeos) envolvidas na emissão de sinais entre as células durante o desencadeamento das respostas imunes. Constituem um grupo de fatores extracelulares que podem ser produzidos por diversas células, como monócitos, macrófagos e linfócitos, e outras que não sejam linfoides. As diferentes citocinas podem ser enquadradas em diversas categorias, como interleucinas (IL), fator de transformação de crescimento (TGF b).

CITOSOL – é o fluido intercelular (citoplasma + grânulos), em que ocorre uma parte do metabolismo celular (respiração, por exemplo). Proteínas dentro do citosol têm um importante papel nos estágios de transducção e glicólise.

COLÁGENO – é a proteína mais abundante do organismo humano (30% de sua proteína total). Tipos:

- **Colágeno I** – é o mais comum e constitui 90% do total de colágeno do corpo. Forma fibras e feixes muito resistentes. Aparece nos tendões, na cartilagem fibrosa, na derme, no tecido conjuntivo frouxo, nos ossos, na dentina, etc. É sintetizado pelos fibroblastos, odontoblastos e osteoblastos.
- **Colágeno II** – é o tipo encontrado na cartilagem hialinae e na cartilagem elástica. Forma fibrilas muito finas. É produzido por condrócitos.
- **Colágeno III** – frequentemente associado ao colágeno I. Forma as fibras reticulares. Produzido pelos fibroblastos e células reticulares.
- **Colágeno IV** – aparece na lâmina basal dos epitélios. Não é um constituinte dos tecidos conjuntivos. É sintetizado por células epiteliais.
- **Colágeno V** – presente nos ossos, tendões e sangue.
- **Colágeno VI** – presente no sangue, na camada íntima da placenta.
- **Colágeno VII** – presente nas membranas corioaminióticas e na placenta.
- **Colágeno VIII** – presente no endotélio.
- **Colágeno IX** – tem a função de manter as células unidas e é o principal componente proteico de órgãos.
- **Colágeno X, XI e XII** – presentes na cartilagem.
- **Colágeno que forma longas fibrilas** formadas pela agregação de moléculas de colágeno tipo I, II, III, V e XI. O tipo I é o mais abundante (fibrilas de colágeno) e responsável pela formação de ossos, dentina, tendões.
- **Colágeno que forma rede** (colágeno tipo IV e VII). O tipo IV é muito importante porque compõe as estruturas das lâminas basais, onde tem o papel de aderência e filtração. O tipo VII forma dímeros que se reúnem em estruturas especializadas conhecidas como fibrilas de ancoramento.

COMEDÃO – vulgarmente chamado de "cravo". É a lesão mais característica da acne. O comedão fechado é uma elevação cutânea de cor esbranquiçada ou amarelada; o aberto não costuma ser elevado, e, evetualmente, pode apresentar pequena elevação dura de cor preta devido à oxidação do sebo, o que ocorre na superfície.

CONDROITINA – é a mais importante glicosaminoglicana presente nas articulações humanas e tecidos conectivos, e tem um papel importante na síntese do colágeno e da proteoglicana. Enzimas destrutivas como a elastase e a hialuronidase são inibidas pela condroitina. É caracterizada por sua capacidade de reter água. Estimula a síntese de proteoglicanas, elevando os níveis de ácido hialurônico. Em cosméticos, é utilizada como hidratante.

COSMECÊUTICO – são produtos que contêm ingredientes que, quando usados topicamente, agem na derme, influenciando sua função biológica. Dessa forma, essas substâncias estão sujeitas à avaliação e liberação da Anvisa, em se tratando de ingrediente de uso cosmético.

COX 2 ou CICLOOXIGENASE – oficialmente conhecida como prostaglandina-endoperoxide synthase (PTGS), é uma enzima responsável pela formação de prostanoides, incluindo a prostaglandina. A inibição de COX alivia os sintomas de inflamação e dor. Uma variedade de flavonóis age inibindo a COX 2. Óleos de peixes também têm essa propriedade.

CROSS LINK – ligação que une uma cadeia polimérica a outra cadeia também polimérica. Esses polímeros podem ser sintéticos ou naturais. Exemplo de natural: proteínas.

DECORIN – é uma proteoglicana (PM = 90-140 KDaltons). Possui moléculas de leucina agregadas às glicosaminoglicanas (GAGs). Influencia a fibrilogênese, interagindo com a fibronectina e o fator de crescimento epidermal (EGF). Tudo indica que o decorin regula, em certos aspectos, o ciclo celular.

ENCEFALINAS – são neurotransmissores narcóticos secretados pelo encéfalo. Elas se ligam a sítios de receptores opioides no cérebro, aliviando a dor. É um pentapeptídeo, cuja cadeia pode terminar com metionina e leucina. A cadeia de aminoácidos é a seguinte: tirosina-glicina-phenilalanina-Metionina (ou leucina).

ECOCERT (Certificado) – é uma certificação brasileira com articulação internacional, segundo o "Guia ISO 65", assegurando aos produtores brasileiros (agricultores e extrativistas) certificados que lhes dão acesso aos principais mercados mundiais de produtos orgânicos de base ecológica. A Ecocert é uma empresa não governamental, mas integrada à rede de sociedades Ecocert.

ELAFINA – é uma molécula antimicrobiana natural, que faz parte da família antileucoproteinase. Ajuda no reparo de tecidos.

ERITRITOL – é um adoçante (tetralcool) obtido pela fermentação da sacarose, mas também encontrado naturalmente em frutas e em produtos como molho de soja, vinho, etc.

FILAGRINA – proteína epidérmica sintetizada no *stratum granulosum*. Atua no processo de queratinização. As moléculas resultantes de sua degradação são hidrossolúveis e vão compor o NMF.

FLORA SAPROFÍTICA – Grupo de microrganismos que vive no corpo humano de forma natural, como a flora intestinal, os que habitam a cavidade oral e a própria pele (ex.: *S. epidermidis*), etc. A flora saprofítica impede que outros microrganismos, os que causam dano (e que são chamados de flora patogênica), não se instalem nesses locais. Trata-se, assim, de uma flora que é benéfica ao organismo. Já os microrganismos conhecidos como "oportunistas" são aqueles que se aproveitam da queda de resistência do hospedeiro, causando doenças.

FOXO 3A – é uma proteína humana codificada pelo gene Foxo 3A. Essa proteína pertence a uma subfamília dos Forkhead Box (Fox), fatores de transcrição que são a chave para manter a integridade do genoma. O gene Foxo 3A foi associado com a longevidade humana.

FULERENOS – Forma alotrópica do carbono (C), a terceira mais estável após o diamante e o grafite. Foram descobertos em 1985, recebendo de início o nome de "buckminsterfulereno", em homenagem ao arquiteto americano Richard Buckminster Fuller, que projetou cúpulas geodésicas formadas a partir de faces hexagonais combinadas com pentágonos, o que se assemelhava muito com a estrutura da forma alotrópica do carbono. Essa forma também se parece com uma bola de futebol, daí outro nome dado aos fulerenos, "buckballs".

Os fulerenos constituem uma vasta família de nanomoléculas aromáticas e, em geral, são sólidos de cor preta que, quando dissolvidos em determinados solventes, formam soluções coloridas (Exs.: O C60 forma uma solução magenta e o C76 uma solução amarela/verde).

Característica – devido à sua estrutura, apresentam propriedades físicas e químicas únicas que podem ser exploradas pela bioquímica e pela medicina. Uma delas é poder transportar medicamentos através do corpo humano. Por sua forma de "gaiola", especulou-se preparar fulerenos contendo átomos e moléculas no seu interior que dessem origem a outras estruturas com propriedades químicas e físicas diferentes das simples "gaiolas" vazias.

G3PDH – é o glyceraldehyde 3-phosphate dehidrogenase, uma enzima que catalisa uma das etapas (a sexta) da glicólise, o que resulta em energia e fornecimento de moléculas de carbono que tomarão lugar no citosol das células eucarióticas.

GLICAÇÃO – resulta da adição (não enzimática) de açúcares às proteínas, gerando ligações cruzadas (*cross link*) anômalas entre proteínas que estão próximas. Esse processo é acelerado na presença de altos níveis de glicose e de radicais livres. É a principal causa de doenças vasculares em pacientes diabéticos. Está ligado ao processo de envelhecimento, com aparecimento de rugas e perda de elasticidade da pele.

GLICOSAMINA – é uma molécula de baixo PM (179,17), naturalmente presente no organismo humano como glicosamina-6-fosfato, e é o fator mais importante para a biossíntese para uma classe de compostos como glicolipídeos, glicoproteínas, glicosaminoglicanos (que são também chamados de mucopolissacarídeos), hialuronatos e proteoglicanos. Essa substância tem importância na formação de tendões, articulações, etc., sendo também importante na formação da pele. Ela favorece ainda a fixação de enxofre na síntese do ácido condroitinsulfúrico.

HIDROXITIROSOL – (3,4-di-hidroxifeniletanol; Dopet) é um polifenol fitoquímico com propriedades antioxidantes. É o segundo antioxidante natural mais potente (o primeiro é o ácido gálico).

HSPs (Heat Shock Proteins) – são uma classe de proteínas funcionais cuja expressão é aumentada quando as células são expostas a temperaturas elevadas ou outra condição de estresse, como infecção, inflamação, exposição a UV, ingestão de álcool, traços de metais pesados, etc. Essas proteínas são encontradas em todos os organismos e induzem a tolerância ou resistência das células a determinados fatores (inclusive o dano térmico induzido por laser).

ICAM-1 (Intercellular Adhesion Molecule) – é uma imunoglobulina (proteína) que em humanos está codificada pelo gene ICAM-1. Faz parte de uma superfamília importante nos eventos de inflamação, nas respostas imunes e na sinalização entre as células.

INTEGRINAS – quimicamente são glicoproteínas de adesão independentes do cálcio que ligam as células à matriz extracelular. Entre outras funções biológicas, as integrinas participam dos processos de cicatrização de feridas. Além disso, algumas células exigem adesão para sua proliferação, e a falta de fixação a uma membrana extracelular por meio de integrinas induz à apoptose (relaxamento de tecidos).

INTERLEUCINAS (IL_) – são alguns tipos de proteínas produzidos principalmente por células T, embora algumas sejam sintetizadas por macrófagos e células dos tecidos. Existem várias interleucinas (vão de IL 1 a IL 33). Possuem várias funções, mas a maioria delas está envolvida na ativação dos linfócitos e na indução da divisão de outras células. São constituintes dos sistemas imunológicos do organismo. Cada interleucina atua sobre um grupo limitado e específico de células, que expressam receptores adequados para cada interleucina.

INVOLUCRINA – é uma proteína sintetizada pelas células do estrato espinhoso que tende a se acumular no lado citoplasmático da membrana celular, constituindo o invólucro celular coneificado. Ela fortalece a barreira cutânea.

LAMININA – é a glicoproteína mais abundante nas membranas basais. São estruturas grandes que atravessam a lâmina basal e ligam-se, por um lado, a receptores específicos sobre a superfície celular, e, por outro, a componentes da matriz, como o colágeno tipo IV e o heparan-sulfato.

LOXL (Lisil Oxidase Like) – esta enzima, juntamente da Lox, é responsável pelo *cross link* da elastina. Foi demonstrado que a Loxl é essencial para a homeostase das fibras elásticas e para sua manutenção na idade adulta (a expressão desta enzima é afetada pela idade). Portanto, poderia ser indicada para induzir a elastogênese na pele adulta.

LTB 4 (Leucotrieno B4) – é um ecosanoide lipódico, mencionado como um potente mediador de doenças inflamatórias, atuante no controle imune e mantenedor da homeostase biológica (www.sciencepro.com.br).

MATRIKINAS – ativam determinados genes envolvidos no processo de renovação da matriz extracelular e na proliferação celular.

MICOSPORINE-LIKE **(MAAs)** – são caracterizadas por um ciclohexenimina conjugado, como o nitrogênio (N) de um aminoácido ou aminoalcool. Atuam dissipando termicamente a energia UVA e UVB e a regulação osmótica. São metabólitos secundários, cujas moléculas são pequenas (menor que 400 Da), produzidos por organismos que vivem em ambientes com alto índice de luz solar, usualmente em ambiente marinho. Também ativam o sistema antioxidante.

MMP1 (Metaloproteinase de matriz-1) – é também conhecida como colagenase intersticial e colagenase fibroblástica.

Quimicamente é uma enzima que, em humanos, é codificada pelo gene MMP1 (este e outros genes MMP estão localizados no cromossoma 11q22,3). A MMP1 "quebra" o colágeno intersticial, tipos I, II e III, e tem papel importante em vários processos fisiológicos, tais como desenvolvimento embrionário, reprodução e remodelagem de tecidos e reparos de feridas. Esta enzima consiste de 24 proteases de zinco. Sintetizadas como pró-enzimas, a maioria das MMPs são secretadas antes de se converterem em sua forma ativa.

MMP 9 – participa da degradação do colágeno IV, na membrana basal e na matriz extracelular.

mnAChR (Nicotinic AcetylCholine Receptor) – encontrados em membranas plasmáticas de certos neurônios e no lado postsináptico da junção neuromuscular.

NAD (Nicotinamida Adenina Dinucleotídeo) – é uma coenzima encontrada em todas as células vivas, usada como "transportador de elétrons" nas reações metabólicas de oxirredução. Tem papel preponderante na produção de energia para a célula.

PAXILINA – proteína adaptadora de transcrição de sinal. Sofre fosforilação em resposta à adesão celular mediada por integrinas, e interage com diversas proteínas, incluindo a vinculina e outras proteínas importantes. É a proteína-chave que regula a formação do citoesqueleto, isto é, o sistema de filamentos proteico, essencial para o formato da célula. Com a idade, a produção dessa proteína diminui.

PGE-2 (Prostaglandina E2) – é um derivado do ácido araquidônico, e consequentemente pertence à série 2 dos eicosanoides.

PLA 2 (Phospholipase A2) – são enzimas que liberam ácidos graxos (ácido aracdônico e lisofosfolipídios). Posteriormente acontecem modificações pela ação da ciclooxigenase, e o ácido aracdônico é modificado em compostos ativos – os eicosanoides. Estes incluem prostaglandinas e leucotrienos, que são classificados como mediadores anti-inflamatórios. PLA 2 são comumente encontradas em mamíferos, mas também em insetos e no veneno de cobra. Os venenos destes últimos são principalmente compostos de melitina, que é um estimulante de PLA 2.

PLÂNCTON – do grego, *planktos* = errante, vagabundo. É formado por diversos grupos de organismos (animais, protistas, algas, bactérias). Tem tamanhos variados que vão desde organismos microscópicos até os visíveis a olho nu. Vive em suspensão na superfície e no fundo de oceanos, mares, lagos e rios. Serve de alimento para vários organismos aquáticos, como peixes, baleias, etc.

POLÍMERO – material composto por unidades relativamente simples, repetidas várias vezes. Como exemplo, temos os polissacarídeos, como a celulose e o amido, que são formados por um grande número de moléculas de glicose. Esta última é a unidade simples que se une a outras tantas, formando o polímero. Os exemplos dados são de polímeros naturais e existem muitos outros deles, mas há também grande número de polímeros sintéticos.

PROGERINA – é a proteína prelamina A, resultante da mutação do gene LMNA (com perda de cinquenta aminoácidos). Com a mutação, há uma produção anormal de prelamina A. O gene LMNA é responsável pela codificação da prelamina A e da prelamina C, que são muito importantes para a estabilização da membrana interior do núcleo das células e são a base da estrutura que mantém a célula em equilíbrio.

PROTEÍNA CHAPERONA (do francês *chaperon* = dama de companhia) – pertence a uma família de proteínas que auxilia outras proteínas a atingir sua configuração terciária corretamente. Quando estão sendo sintetizadas, as proteínas necessitam que a sequência de aminoácidos para sua formação esteja correta, mas pode acontecer de uma dessas proteínas não conseguir atingir sua configuração. É nesse ponto que entra a ação das chaperonas, que, além de auxiliarem o enovelamento proteico, encaminham a proteína à destruição, caso ela não tenha atingido sua configuração correta. Elas são conhecidas como proteínas de choque térmico (HSP, do inglês Heat Shock Protein).

PSICOSE – é um carboidrato (D-ribo-2-hexulose – $C_6H_{12}O_6$). Trata-se de um açúcar raro na natureza e também difícil de ser sintetizado. O nome é derivado da psicofuranina, um antibiótico de onde o açúcar pode ser extraído.

REAÇÃO DE MAILLARD – é a reação que ocorre entre os aminoácidos ou proteínas e os açúcares (oses redutoras). Estes interagem com o grupo amina (-NH2) dos aminoácidos ou proteínas e, após várias etapas, produzem melanidinas. A reação de Maillard ocorre em alimentos termicamente processados e também em sistemas biológicos, onde é chamada de glicação. É um dos fatores responsáveis pelo envelhecimento.

SIRTUÍNAS – classe de enzimas que promove a desacetilação das histonas (proteínas que compõem o nucleossomo e que têm um papel importante na regulação dos genes). São encontradas numa variedade grande de organismos: desde bactérias até em humanos. Elas estão relacionadas ao envelhecimento e à regulação energética. A primeira sirtuína a ser descoberta foi a SIRT 2 (Silent Information Regulator 2), encontrada na levedura *S. cereviseae*. A SIRT 1 é um dos sete homólogos da SIRT 2 que está envolvida em diferentes vias ou mecanismos que controlam a longevidade. Acredita-se que a SIRT 1 estabiliza a cromatina pela desacetilação das histonas associadas ao DNA.

Particularmente, as sirtuínas participam de um mecanismo de retroalimentação que mantém as células vivas por mais tempo quando submetidas a situações de estresse. Estudos recentes mostram que o resveratrol, uma substância presente principalmente na casca das uvas pretas (e vinhos tintos), é muito eficaz na estimulação das sirtuínas. Há notícias de que, possivelmente, o resveratrol retarde o envelhecimento.

A SIRT 3 é uma proteína solúvel localizada na matriz mitocondrial, sendo que uma de suas funções é aumentar a respiração mitocondrial e diminuir a produção de formas reativas de oxigênio (ROS). Há um significante número de obras publicadas sobre o assunto, sugerindo um mecanismo de ligação entre a função mitocondrial, o envelhecimento e a carcinogênese.

Dynachondrine™ é um ativo utilizado em cosméticos que tem como base a proteína de soja. Conforme o fabricante, esta matéria-prima aumenta a expressão da SIRT 3 para otimizar a respiração mitocondrial e protegê-la dos danos causados pelos ROS.

SNARE – grupo de proteínas (mais de 60 membros), sendo que o principal papel delas é mediar a fusão de vesículas. Nesse processo, uma vesícula, com as substâncias a serem liberadas, funde-se com a membrana celular, e a seguir realizam-se três ações: 1) a superfície total da membrana celular aumenta, uma vez que agrega a si a membrana da vesícula. Esta é uma forma de crescimento celular; 2) as substâncias são liberadas para o exterior; e 3) as proteínas da membrana vesicular encontram-se agora ao lado da membrana celular, proporcionando um mecanismo de regulação dos receptores e transportadores transmembrana.

SPILANTOL – é uma molécula (N-isobutilamida) com atividade miorelaxantre, originária da planta *Acmella oleraceae* (jambu do Pará). Sua atividade é responsável pela diminuição de rugas, limitando as microcontrações que agravam as rugas faciais. O resultado é o *lifting* imediato.

SUBSTÂNCIA P – é um neuropeptídeo (com onze aminoácidos) que regula numerosas funções biológicas (entre elas, a percepção da dor) por meio da ligação ao seu receptor altamente específico neuroquinina -1 (NK-1R), relacionado à proliferação celular. Pertence ao grupo dos mediadores químicos da inflamação.

SYNDECAN ou SDC1 – é uma proteoglicana da superfície celular que liga múltiplos ligantes extracelulares e desenvolve regulação no epitélio e nos tecidos mesenquimais.

VEGF = Fator de Crescimento Endotelial Vascular – é uma proteína que age como "receptor". A combinação de um inibidor do VEGF com outros agentes terapêuticos é uma terapia combinada para o tratamento de indivíduos que sofrem de doença caracterizada por proliferação celular e infiltração de células inflamatórias.

VETORIZAÇÃO – significa a liberação do ativo em sítios específicos de ação (células e tecidos), possibilitando uma melhor eficácia do ativo.

VIMENTINA – é uma proteína da família dos filamentos intermediários que compõem o citoesqueleto. Nos fibroblastos, a vimentina existe como uma estrutura dinâmica. É importante para a fixação de organelas no citoplasma. Tem sido usada na medicina como marcador imuno-histoquímico.

Anexo

Outros extratos vegetais

Nome vulgar	Nome científico	Princípios ativos	Ação cosmética
Açafrão--bastardo (Safflower, em inglês) (extrato das flores)	*Carthamus tinctorius*	Hidroxisafflor yellow A, tinctormine, carthamine, safflor yellow B e safflomine C	Melhora a circulação sanguínea, protege contra espécies reativas de oxigênio (ROS)
Açucena ou copo-de-leite	*Lilium candidum L.*	Ácidos orgânicos (gama-metileneglutamico, succínico, fumárico e outros), aminoácidos (lisina, histidina serina, prolina, etc.), derivados do flavonol (kampferol, quercetina e outros)	Antirrugas, emoliente, cicatrizante, antisséptica
Agnopuro, alecrim-de-angola, pimenteiro--silvestre (arbusto originário da região mediterrânea)	*Agnus--castus* ou *Vitex Agnus--castus* (extrato), da família *Verbenaceae*	Óleos essenciais (mono, di e sesquiterpenos), flavonoides (incluindo a casticina) e glicosídeos iridoides (incluindo aucubina e agnosídeo). Os diterpenos e outros constituintes da planta parecem agir em receptores que elevam os níveis séricos de betaendorfina. Os flavonoides neuroativos podem modular os distúrbios de humor	Entra na formulação de produto cujo "claim" é nutrir a pele, trabalhando sinergicamente com processos biológicos do nosso organismo, por exemplo, estimulando a proliferação de novas células dérmicas, ou seja, promovendo o *turnover* celular. Tem também ação anti-inflamatória e calmante

(cont.)

Nome vulgar	Nome científico	Princípios ativos	Ação cosmética
Alfafa ou luzerna	*Medicago sativa*	Proteínas, vitaminas C, F e K, betacaroteno	Antienvelhecimento. Também é usada como suplemento alimentar
Algodão (extrato da flor – Cotton Bloom™ GL)	*Gossipium herbaceum*	Oligossacarídeos	Cremes e loções que ajudam a melhorar a barreira de proteção e reduzir a aparência avermelhada da pele
Alpinia ou cana-do-brejo (extrato das folhas)	*Alpinia speciosa*	Flavonoides (cardamonin, isalpina, etc.), catequina, epicatequina, óleos essenciais (canfeno, cânfora), rutina, alcaloides, taninos e dois derivados glicosídeos do campsferol	Atua sobre a pele seca e envelhecida. Utilizado também em máscara
Ameixeira-brava ou abrunheiro bravo (extrato das folhas)	*Prunus spinosa L.*	Tanino, vitamina C, benzaldeído e ácido hidrociânico são encontrados nas sementes e folhas jovens	Inibe a quebra das fibras de elastina da derme, mantendo a elasticidade da pele
Aneto ou endro	*Anethum graveolens L.*	Óleo essencial (carvona, apiol, e limoneno); furocumarinas, bergapteno, hidroxicumarina, umbeliferona, betacaroteno, ferro, potássio e ácidos graxos	Usado em sérum, combatendo a perda de elasticidade da pele e o efeito da gravidade. O oval do rosto é redesenhado, os traços são levantados. Pode ser associado a outros extratos, como o de centeio, melhorando sua performance

(cont.)

Nome vulgar	Nome científico	Princípios ativos	Ação cosmética
"Árvore milagrosa" (extrato das sementes)	*Moringa oleífera*	Concentração de uso: 1% a 3%. Folhas: derivados da benzilnitrila; niazirina, niazirinina e 4-hidroxifenilacetonitrila. Óleos essenciais são encontrados nas folhas, flores e frutos: fitol (21,6%), timol, octadecano e ácido hexadecanoico (flores), docosano e tetracosano (frutos). De acordo com o fabricante da matéria-prima Purisoft LS9836, um peptídeo é extraído das sementes	É considerada milagrosa porque todas as suas partes (folhas, flores, sementes, frutos e madeira) são utilizadas por suas propriedades farmacológicas e nutricionais. As sementes esmagadas são conhecidas por purificar a água, tornando-a potável. O peptídeo extraído das sementes possui dupla atividade: protege as células da pele contra agressões por poluentes e purifica-a, por facilitar a remoção de todas as micropartículas do meio ambiente
Bai Yanang	Tiliacora triandra É uma *sp.* florescente nativa do sudeste da Ásia e usada, particularmente, na cozinha tailandesa e do Laos	Polifenóis em quantidade apreciável	Com ação antioxidante, trata, previne, reduz, inibe e/ou melhora sinais dermatológicos de envelhecimento, incluindo o estresse ambiental, que é o responsável pela degradação progressiva das camadas da epiderme e da derme. O extrato de *T. triandra* estimula a proliferação de fibroblastos e dos queratinócitos, aumentando a expressão de colágeno e inibindo a atividade da colagenase – e sabemos que o colágeno e a elastina são os maiores componentes da junção derme-epiderme. Na medicina, é usada para aliviar febre, intoxicação por álcool, inflamação e infecções por bactérias e fungos (PTCHELINTSEV, 2014)

(cont.)

Nome vulgar	Nome científico	Princípios ativos	Ação cosmética
Botão-de--ouro (em inglês, St. Paul's Wort) (extrato da planta)	*Siegesbeckia orientalis*	Compostos fenólicos (flavonoides, taninos), ácidos (benzoico e cinâmico), alcaloides e darutosídeo	Na medicina chinesa é usado em tratamentos de artrite reumatoide e antialérgicos. Em cosméticos, juntamente do extrato de *Centella asiática* (asiaticosídeo) e de daturosídeo, é utilizado como cicatrizante e anti--inflamatório, e melhora a elasticidade da pele
Búgula (Bugleweed ou Ground Pine, em inglês)/extrato	*Ajuga turkestanica* – Família *Lamiaceae*	É uma erva originária, principalmente, da Ásia Central e rica em substâncias bioativas. Possui diversos fitoecdisteroides que as plantas sintetizam para se defenderem de insetos filófagos (comedores de folhas). Essas substâncias são imitadoras dos hormônios utilizados por artrópodes e crustáceos no processo de muda (ecdise). São quimicamente classificadas como triterpenoides, que incluem as saponinas triterpênicas e os fitosteróis. Seus principais fitoecdisteroides são: turkesterona (2%); 20-hidroxiecdisona, ciasterona, ajugalactona, etc. A turkesterona é um análogo do hormônio esteroidal de inseto, a 20-hidroxidecdisona. Após treinamento físico intenso, quando os níveis de testosterona esgotam, o corpo fica extremamente vulnerável a lesões musculares, então a turkesterona age como uma testosterona até que seus níveis se normalizem. Ela também aumenta a assimilação de proteínas, resultando em ganho da massa muscular	Na Ásia Central, é utilizada pela população local para o tratamento de doenças cardíacas, musculares e estomacais. Em cosméticos, é utilizado em produtos, como Hydra Life, e é indicado como redutor de poros e hidratante

(cont.)

Nome vulgar	Nome científico	Princípios ativos	Ação cosmética
Carambola (extrato do fruto)	*Averrhoa carambola*	Carboidratos, proteínas, vitaminas A, B1, B2, B5 e principalmente a vitamina C; sais minerais (cálcio, fósforo e ferro)	Evita a quebra do colágeno
Chicória (extrato da raiz)	*Chicorium intybus*	Inulina (como reserva de carboidratos); glicosídeos flavonicos, luteolina, lactona sesquiterpênica (responsável pelo amargo da chicória)	Promove a produção de laminina 5, composto--chave da membrana basal. Antioxidante, utilizado em formulações antienvelhecimento
"Chunkung" ou Chungung (Coreia)	*Cnidium officinale*	Sesquiterpenos, luteolina A, apigenina, cumarinas (isopimpinellin, osthol, imperatorinas), flavonoides	Usada por centenas de anos na medicina chinesa, frequentemente para o cuidado com a pele. Antioxidante, tendo efeito inibitório sobre os danos ao DNA e à apoptose induzidos pelos raios UVB. Tem também ação antibacteriana e antifúngica, aliviando a irritação da pele (comichões)
Corkwood (extrato das folhas)	*Melicope hayseii*	Sesquiterpenos, cujos principais componentes são os hidrocarbonetos: bicyclogermacrene (22,8%) e germacrene D (13,9%); alfafarnesene (9,2%) e globulol (10,6%)	Tratamento de dermatites atópicas. Antienvelhecimento. Reduz o tamanho dos poros. Inibe a atividade da calcinerina, beneficiando assim vários sinais do envelhecimento intrínseco e do fotoenvelhecimento da pele
Cranberry (ou arando vermelho ou mirtilo vermelho)	*Vaccinium erytrocarpum*	Polifenóis (proantocianidinas, flavonoides e quercetina), taninos, ácido salicílico	Antirradicais livres, antienvelhecimento
Ervilha (extrato)	*Pisum sativum*	Rico em vitaminas (K1, C, B1, B6 e A); minerais (potássio, cálcio e magnésio) e proteínas	Protege a pele e condiciona

(cont.)

Nome vulgar	Nome científico	Princípios ativos	Ação cosmética
Eschisandra ou five-flavor-berry (extrato da fruta)	*Schisandra chinensis*	Principalmente lignanas (eschisandrinas e gomsina A), que juntamente das isoflavonas são consideradas fitoestrógenos. As lignanas de plantas são polifenóis, tendo uma grande diversidade de estruturas químicas. Outros compostos: terpinenos, bisaboleno-gomisin, K2, gomisina S, schicanterina, vitamina C, ácidos cítrico, málico, tartárico	Antioxidante, antifúngica. Usado em produtos antienvelhecimento. Os componentes previnem, de forma endógena, a oxidação de bases pirimidinas e purinas, reduzindo o dano oxidativo do DNA. Lignanas como a schizandrina C exercem um efeito antineuroinflamatório
Fel-da-terra ou fumo-da-terra ou molarinha (extrato)	*Fumaria officinalis L.*	O suco obtido por decocção das folhas contém ácido fumárico, alcaloides (fumarina) e taninos	Clareia a pele, diminuindo ou clareando sardas
Goji berry	*Lycium barbarum*	Aminoácidos (19, sendo oito essenciais); vitaminas B1, B2, B6 e carotenoides; betassitosterol; ácidos graxos essenciais	Antioxidante e anti--inflamatório
Grão-de-bico (chick pea, em inglês)	*Cicer arientinium* (Sinônimo: *Ononis crotalarioides)*	Proteínas (9%), ácidos graxos polinsaturados 1,2%), vitaminas A, B1, B2, B3 (niacina), B5 (ácido pantotênico), B6, C, E, K, folatos (B9). Minerais: cálcio, ferro, fósforo, magnésio, potássio, sódio e zinco	Antirradicais livres, antienvelhecimento
Groselha (blackcurrent, em inglês)(extrato da folha ou da fruta)	*Ribes nigrum*	Rico em antocianidinas, ácidos fenólicos (por exemplo, ácido gálico), vitamina C, flavonas, etc.	Protege contra os radicais livres induzidos por radiações UV
Jambeiro (extrato das folhas)	*Syzygeum jambos*	Flavonoides, taninos e óleo volátil (essencial)	Anti-inflamatório, antirrugas, *lifting*, clareador. É encontrado no produto Bio-Performance

(cont.)

Nome vulgar	Nome científico	Princípios ativos	Ação cosmética
Jambu do Pará (extrato das flores, folhas e caule)	*Acmella oleracea* ou *Spillanthes acmella* (var. *oleracea*)	A molécula principal é o espilantol, que é uma alquilamida (N-isobutil--2E6Z8E-decatrienamida); espilantina, afinina, polissacarídeos, etc.	Cicatrizante. Considerado uma alternativa para o botox. Seu óleo essencial tem propriedades antioxidantes e anti--inflamatórias. As folhas e flores, quando mastigadas, dão a sensação de formigamento em virtude de seu efeito anestésico
Junça ou junquinha--mansa (o tubérculo é conhecido como "chufa")	*Cyperus esculentus*	Minerais, principalmente fósforo e potássio. Seu óleo contém 18% de ácidos graxos saturados e 82% de ácidos graxos insaturados (oleico e linoleico)	Juntamente da *Padina pavonica*, faz parte de um sérum com a finalidade de recuperar a harmonia dos traços da face
Linhaça (sementes – cor escura, brilhante)	*Linum usitatissimo*	Ricas em fibras, lignanas, ácido fítico, proteínas e ácidos graxos essenciais, como ômega-3 (57%), ômega-6 (16%) e ômega-9 (18%), e principalmente o ácido linolênico, que inibe as citocinas. As lignanas são substâncias polifenólicas, sendo consideradas fitoestrógenos	O potencial benéfico das sementes do linho está vinculado ao seu alto conteúdo de lignanas, tendo então ação antioxidante. São antirradicais livres
Linho perene ou linho azul (em inglês, blue fax) (extrato da flor, folhas e células-tronco. Planta cultivada nos Alpes suíços.)	*Linum alpinum*	Extrato rico em flavonoides, ácidos fenólicos, taninos e lignanas	Usado em preparações para peles sensíveis

(cont.)

Nome vulgar	Nome científico	Princípios ativos	Ação cosmética
Maçã (segundo o fabricante, trata-se do extrato obtido a partir das células-tronco de uma variedade de maçãs muito rara e ameaçada de extinção, que deriva de meados do século XVIII)	*Malus domestica*	Vitamina C, alfa-tocoferol, elevado teor de compostos fenólicos (dehidrochalconas), floretina, ácido ursólico (encontrado na casca)	Protege a longevidade das células-tronco da pele, retardando sua senescência. Diminui as rugas. Ação rejuvenescedora
Macieira (extratos: fruto, sementes, folhas ou flores)	*Pyrus malus*	Fruto: ácidos málico, cítrico, gálico, hidrociânico, isovalérico, quínico, shikínico e clorogênico. Vitaminas: ácido fólico e ácido pantotênico. Floretina, maltose, pectina, quercitrina, procianidinas, flavonoides, taninos. Sementes: glicosídeo cianogênico (amigdalina); flonzina (óleo amarelo de semissecagem)	Adstringente suave, anti-inflamatório, anti-irritante, cicatrizante, estimulante do fechamento dos poros, emoliente. O extrato das sementes é utilizado no ativo Ederline™ Oil S, com ação antirrugas
Marapuama (extrato da casca e raízes)	*Pthycho-petalum oleacoides*	Ácidos graxos (ácido palmítico, esteárico), esteroides (sitosterol, estigmasterol), lupeol, glutinol, cafeína, amirina, teobromina e adenina	Adstringente, cicatrizante e usado em peles irritadas (*Ver* Bioskin up Contour e Quicksun™ clear)
Mirtilo	*Vaccinium myrtillus* Família *Ericaceae*	Compostos fenólicos, principalmente antocianina	Antioxidante, antirradicais livres
Nozes de sabão (em inglês, soapberries ou soapnuts)	*Sapindus rarak*	Os frutos são usados como detergentes. Rico em saponinas e sesquiterpenos. As saponinas apresentam várias propriedades biológicas, como estimular a imunidade	Anti-inflamatória, antimicrobiana (especialmente fungos e protozoários), entre outras ações terapêuticas. Associada à *P. petandra*, estimula a produção de paxilina

(cont.)

Nome vulgar	Nome científico	Princípios ativos	Ação cosmética
Óleo de cânhamo (Hemp oil, em inglês)	*Cannabis sativa seed oil*	Ômega-6 e ômega-3, principalmente	Efeito anti-idade, restaurando a elasticidade da pele, em cremes, loções faciais, produtos de higiene para o rosto e cremes de massagem
Orquídea (extrato da flor. É uma infusão das flores de orquídea em óleo de coco – Orchid Complex™ OS)	*Cymbidium grandflorum*	Rico em sais minerais (zinco, cálcio, magnésio, ferro e cobre), açúcares e polissacarídeos	Juntamente dos triglicerídeos, é usado em produtos com apelo natural e suave. Tem ação protetora e de reparação da pele. Antirradicais livres
Palma (no Brasil); Indian fig (Índia). Utiliza-se o extrato da flor. É uma cactaceae forrageira e comestível de origem mexicana, largamente difundida no nordeste brasileiro. Também chamada de cacto-de--cochonilha, é parasitada pelo inseto cochonilha (*Dactylopius coccus*). A cochonilha produz um corante vermelho natural	*Opuntia coccinellifera*	Proteína bruta (11,5%), cerca de 17 aminoácidos, vitaminas e minerais	O extrato faz parte de um complexo hidratante com extratos de várias plantas
Plectranto	*Plectranthus ecklonii benth*	O principal é o ácido rosmarínico	Antioxidante, antimicrobiana
Prickly Ash (extrato do fruto). Corresponde a cerca de 250 espécies, incluindo a *Z. bungeanum*	*Zanthoxylum (ou Xanthoxylum) bungeanum*	Principalmente alfa-hidroxisanshol, é responsável pelo efeito *lifting*. Foi demonstrado que interage com ambos os receptores (tato e temperatura) e evoca uma sensação peculiar de formigamento	Melhora a aparência das rugas, minimizando-as temporariamente

(cont.)

Nome vulgar	Nome científico	Princípios ativos	Ação cosmética
Quiabo (extrato de Okra – quiabo)	*Abelmoschus esculentus L.*	Vitaminas A, B2, B6, C e E; aminoácidos (alanina, arginina, ácido aspártico, histidina, isoleucina, leucina, ácido glutâmico); glicosídeos; gossipol; ácidos graxos (linolênico e oleico); rico em cálcio e ferro	Produção de colágeno tipos IV e VII, principais componentes da membrana basal que conecta a derme à epiderme
Romã (extrato seco do pericarpo)	*Punica granatum L.*	Taninos hidrolisáveis como a punicalagina, punicalina; ácido elágico; antocianosídeos como o 3-5, diglucomonosídeos de delfinidina, cianidina e pelargonina; vitamina C; ácido cítrico; alcaloides como a peletierina, etc.	Inibe a atividade do Cox 2. É adstringente, anti-inflamatório, antioxidante. Usado em produtos antienvelhecimento
Seda persa, tamarindo--bastardo ou mimosa (extrato da casca da árvore)	*Albizia julibrissin*	Saponinas triterpenoides, diterpenoides, taninos, lignanas, piridiglicosídeos, albitocina, beta-sitosterol, amirina, flavonas	Cicatrizante, calmante e antioxidante. Entra no produto Beautifeye juntamente do darutoside (extraído da *Siegesbecki orientalis*)
Soja (em japonês, shoyu)	*Glycine max* ou *G. soja, G. hispida, G. gracilis,* etc.	Proteínas (36,5%), minerais (cálcio, ferro, magnésio, manganês, cobre e zinco), vitaminas (riboflavina, niacina, vitamina C), isoflavonas (fitoestrógeno), ácidos graxos mono e poli--insaturados. Os principais aminoácidos são: ácidos glutâmico e aspártico, leucina, arginina	Usado em produto antienvelhecimento (Dynachondrine™ ISR, etc.)
Sorgo (extrato)	*Sorghum bicolor*	Polifenóis, flavonoides, taninos condensados e compostos fenólicos	Anti-inflamatório, antivermelhidão e reduz a irritação neurossensorial

(cont.)

Nome vulgar	Nome científico	Princípios ativos	Ação cosmética
Tamareira (extrato das sementes – D'Orientine™ S)	*Phoenix dactylifera*	Antigas sementes de tâmara que ficaram dormentes por mais de 2.000 anos foram capazes de germinar e crescer. As dorminas (ou ácido abscísico) pertencem a um grupo de fitohormônios que preservaram a juventude das sementes por um longo período	São capazes de diminuir a proliferação das células da pele, atrasar o relógio biológico e afetar os fatores intrínsecos de envelhecimento para manter a jovialidade da pele. Tem efeito agonista sobre o receptor alfa-2 adrenérgico, responsável pela vasoconstrição, uniformizando o tom da pele e reduzindo os sintomas da rosácea e de olheiras
Umezeiro ou damasqueiro japonês (umê). É uma árvore frutífera. O umê é uma ameixa muito parecida com o damasco, daí seu nome. Tem sabor ácido e salgado. Existe a crença oriental: "Uma umeboshi por dia é o segredo da longevidade".	*Prunus nume.* Família *Rosaceae*	Fonte de proteínas, ferro, cálcio e fósforo	Ajuda a aumentar a imunidade
Urtica Ternata	*Pouzolzia pentandra.* Família *Urticaceae*	Betassitosterol, quercetina, alfa-amirina, ácido oleanólico, apigenina, etc.	Utilizada em associação com outros ingredientes para estimular a paxilina, uma proteína da pele responsável por melhorar a forma, a fixação e a migração de células. Associada a outras plantas, previne a perda da gordura subcutânea, produzindo adiponectina, e melhora o contorno da face. É uma planta distribuída desde a Índia, passando pelas Filipinas e pelo sudeste da Ásia (HINES *et al.*, 2009).

(cont.)

Nome vulgar	Nome científico	Princípios ativos	Ação cosmética
Wallaba (extrato da casca)	*Eperua falcata*	Predominantemente catequinas e flavonoides como a *astilbin*, que é um flavonol de molécula complexa encontrada também na *H. perforatum* (milfurada ou erva-de--são-joão). Em alimentos, a *astilbin* pode ser isolada do Kohki tea e é encontrada em certos vinhos. Na medicina, é utilizada como cicatrizante em peles queimadas	Reduz a microinflamação da pele e combate o estresse oxidativo. O extrato da casca dessa planta faz parte do ativo Eperuline™, usado em formulações antienvelhecimento

Bibliografia

A AMAZÔNIA E A COSMÉTICA. Em *Cosméticos & Perfumes*, nº 23, fev.-mar. de 2003.

ANAIS do 8º Encontro Brasileiro de Químicos Cosméticos. Congresso Nacional de Cosmetologia. São Paulo, 29 de setembro a 2 de outubro de 1992.

A NANOTECNOLOGIA COMO ESTRATÉGIA PARA O DESENVOLVIMENTO DE COSMÉTICOS. Disponível em http://cienciaecultura.bvs.br-SBPC. Acesso em 1-8-2016.

BEDIN, Valcinir. "Neurocosméticos e productos capilares". Em *Cosmetics & Toiletries*, vol. 20, nov.-dez. de 2008.

______________. "Nanotecnologia e cabelos: até onde vamos?" Em *Cosmetics & Toiletries* (Brasil).

______________."Exames genéticos, células-tronco, cultura de células". Em *Cosmetics & Toiletries*, vol. 24, nov.-dez, 2012.

BENNETT, Bev & VAN VYNCKT, Virginia. *Dictionary of Healthful Food Terms*. Nova York: Barron's, 1997.

BESSIÈRE, Jerome Jacqueline. *Avaliação* in vivo *da manteiga de cupuaçu como aditivo reparador de inflamação.* East Yorkshire: Croda Chemicals.

BLACKBURN, Elizabeth & EPEL, Elissa. *O segredo está nos telômeros: receita revolucionária para manter a juventude e viver mais e melhor*. São Paulo: Planeta do Brasil, 2017.

BONARSKA-KUJAWA, D. *et al.* "Activity of Blackcurrent Extracts (*R. nigrum L.*) in Relation to Erythrocity Membranes". Em *BioMed Research International*, vol. 2014, jan. 2014. Disponível em http://www.hindawi.com/journals/bmri/2014/783059/. Acesso em 1-8-2016.

CORDEIRO, Rosângela; FERNANDES, Pedro L. & BARBOSA, Leandro A. "Sementes de linhaça e o efeito de seus compostos sobre células mamárias." Em *Revista Brasileira de Farmacognosia*, vol. 19, nº 3, jul.-set., 2009. Disponível em http://www.scielo.br/scielo.php?script=sci_arttext&pid=S0102-695X2009000500013&lng=pt&nrm=iso&tlng=pt. Acesso em 1-8-2016.

COSMÉTICA MOLECULAR – Progresso na pesquisa de ativos. *Resumos do 25º Congresso da International Federation of Societies of Cosmetic Chemists (IFSCC)*, 2008. Em *Cosmetics &Toiletries*, v. 20, nov.-dez. de 2008.

CRODA – Guia de matérias-primas para a fabricação de produtos cosméticos, 2004.

CURIATI, W. J. C. "Peeling com ácido glicólico em diversas patologias". Em *Revista de Cosmiatria & Medicina Estética*, São Paulo, 2 (1), 1º trim. de 1994.

DAUDT, Renata M. *et al.* "A nanotecnologia como estratégia para o desenvolvimento de cosméticos." Em *Ciência e cultura*, vol. 65, nº 3, jul. de 2013. Disponível em http://cienciaecultura.bvs.br/pdf/cic/v65n3/a11v65n3.pdf. Acesso em 1-8-2016.

DELL'ACQUA, PhD, e WAGNER. "Clarear e iluminar a pele com hidroxistilbenos acetilados de heumrhaponticum". Em *C & T* (Brasil), vol. 24, maio.-jun. de 2012.

DI MAMBRO, Valéria Maria e Lorencini, Márcio. "Estresse oxidativo e sua relação com peles sensíveis". Em *Cosmetics & Toiletries*, vol. 26, nov.-dez. de 2014.

DUMAS, J. M. *et al.* "Effect of an Ajuga turkestanica extract on aquaporin 3 expression, water flux, differentiation and barrier parameters of the human epidermis". Em *European Journal of Dermatology*, vol. 12, nº 6, novembro de 2002. Disponível em https://www.researchgate.net/publication/10969106_Effect_of_an_Ajuga_turkestanica_extract_on_aquaporin_3_expression_water_flux_differentiation_and_barrier_parameters_of_the_human_epidermis. Acesso em 18-10-2017.

EINECK, Raquel. "Princípios ativos vegetais". Disponível em http://www.uepg.br/fitofar/dados/principiosativos.pdf. Acesso em 19-10-2017.

EVENOU, P. "Princípios ativos tópicos antienvelhecimento: mito ou realidade?". Em *Revista de Cosmiatria & Medicina Estética*, São Paulo, 2 (3), 3º trim. de 1994.

FRICKER, L. D. Phd. *Neuropeptides and Other Bioactive Peptides: From Discovery to Function.* Colloquium Series on Neuropeptides, vol. 1, nº 3, jun. de 2012.

GALLAGHER, K. F. "Proteína vegetal hidrolisada". Em *Aerosol e Cosméticos*, nº 89, São Paulo, maio-jun. de 1994.

GENDERS, R. *Cosmetics from the Earth: a Guide to Natural Beauty*. Nova York: Alfred Van der Marck, 1985.

GHYCZY, M. *et al.* "Liposomes from Vegetable Phosphatidylcholine: Their Production and Effects on the Skin". Em *Cosmetics & Toiletries*, Carol Stream, 109 (7), jul. de 1994.

GOODMAN & GILMAN'S. *The Pharmacological Basis of Therapeutics*. 9ª International Edition, 1996.

HARRY'S COSMETICOLOGY. 7ª ed. Nova York: Chemical Publishing, 1982.

HINES, Michelle *et al.* "Use of natural plant extracts in cosmetic compositions". Em *Google Patentes*, 17-11-2009. Disponível em https://www.google.ch/patents/US7618662. Acesso em 19-10-2017.

HOLICK, M. F. & KINNEY, J. F. "Kalaya™ Oil: the Promise You Can See and Feel Has Exciting New Developments". Em *Drug & Cosmetic Industry*, jan. de 1996.

INDÚSTRIA INAUGURA Laboratório de Biologia Molecular para estudar o envelhecimento da pele. *Revista Química e Derivados*, nº 476, ago. de 2008.

INFORMES TÉCNICOS: Henkel, Croda do Brasil, Ionquímica, BMS Aquatec, Roche, Basf, ISP, Alban Muller, Galena, Dow Corning, Solabia, UnichemaInternational, Hoechst do Brasil, Beraca, Merck.

INGREDIENTES DE ÚLTIMA GERAÇÃO. Em *Cosmotec News*, ano V, nº 24, set.-out. de 2003.

ITEHPEC – Instituto de Tecnologia e Estudos de Higiene Pessoal, Perfumaria e Cosméticos & ABIHPEC – Associação Brasileira da Indústria de Higiene Pessoal, Perfumaria e Cosméticos. "Nanotecnologia em cosméticos". Maio de 2012. Disponível em http://www.itehpec.org.br/wp-content/uploads/2012/08/2.DOCUMENTO-REFER%C3%8ANCIA-NANOTECNOLOGIA-PORT.pdf. Acesso em 18-10-2017.

KADUNC, Bogdana V. *et al. Tratado de cirurgia dermatológica, cosmiatria e laser da SBD.* Rio de Janeiro: Elsevier, 2013.

KLOCK, J, ; ROSEMBERGER, V. "Saccharide isomerate para a hidratação da pele e couro cabeludo. DSM Nutrional Products Ltda. Suíça". Em *C& T* (Brasil), vol. 25, jan.-fev. de 2013.

LES NOUVELLES ESTHETIQUES. Set.-out. de 1994

LIMA PEREIRA, Maria de Fátima. "Acne: tratamentos combinados em parceria médica". 7º Congresso Internacional de Estética Aplicada. São Paulo, março de 2008.

LINTER, Karl. "Peptídeos, aminoácidos e proteínas no tratamento da pele". Em *Cosmetic & Toiletries*, vol. 20, maio-jun. de 2008, Sederma, Yvelines, França.

MARTINDALE THE EXTRA PHARMACOPOEIA. 29ª ed. Londres: The Pharmaceutical Press, 1989.

MARTINS, D.Q.; SILVA, A.L. Maurer; GUTERRES, S.S. "Peelings: classificação, aplicações e importância da equipe multidisciplinar". *Revista C & T*, vol. 23, mar.-abr. de 2011, Faculdade de Farmácia da UFRG, Porto Alegre.

MILANI, Flávia Iglesias & Equipe técnica da revista *Cosméticos & Perfumes*. "Dossiê especial sobre o sol". Em *Cosméticos & Perfumes*, nº 27, out.-nov. de 2003.

"NANOTECNOLOGIA EM COSMÉTICOS". Em *Cosmetics & Toiletries*, 20 (1), jan.-fev. 2008.

"NANOTECNOLOGIA, INTRODUÇÃO À – O que é a nanotecnologia". Disponível em www.euroresidentes.com/futuro/nanotecnologia. Acesso em 1-8-2016.

NASCIMENTO, Adamara Machado. *Polissacarídeos e metabólitos secundários de* Spilanthes oleracea l. *(jambu)*, dissertação de mestrado (Curitiba: Departamento de Bioquímica e Biologia Molecular, Universidade Federal do Paraná, 2012). Disponível em http://dspace.c3sl.ufpr.br/dspace/bitstream/handle/1884/27676/R%20Nascimento/%20Adamara%20Machado.pdf?sequence=1. Acesso em 1-8-2016.

NATURALS/BOTANICALS. Em *Cosmetics & Toiletries*, Carol Stream, 109 (6), junho de 1994.

NEIRA, Martha Jannetth. "Classification of proposed anti-aging molecules according to it saction mechanisms and application of a methodologyfor sensorial". *Anais do 22º Congresso Brasileiro de Cosmetologia*, 2008.

NOVELLI, Armando. *Química orgânica* (Acíclica): medicamentos orgânicos. 2ª ed. S./L.: El Ateneo, 1956.

OLIVEIRA, Luciano Machado. Beneficios comprobados de aceites brasileños. Em *GCI (Global CosmeticIndustry)*, 2 (4), out.-dez. de 2003.

PACCHIONI, Vânia Maria. *Novas propostas para o cuidado da pele madura*. Seminário de Atualização em Cosmetologia. São Paulo, 7 de junho de 2001.

PAES DE BARROS, Marcelo. "Ação do carotenoide astaxantina na regulação redox no músculo esquelético de ratos sob atividade física exaustiva". FAPESP, 2011. Disponível em http://www.bv.fapesp.br/pt/bolsas/112127/acao-do-carotenoide-astaxantina-na-regulacao-do-equilibrio-redox-no-musculo-esqueletico-de-ratos-sob/. Acesso em 1-8-2016.

PAREJA, B. & KEHL, H. "Óleo de rosa mosqueta: aplicação e identificação dos princípios ativos." Em *Cosmetics & Toiletries*, jan.-fev. de 1992.

PARSONS, Henrique A. "Telômeros, telomerase e câncer". Em *Revista da Faculdade de Ciências Médicas de Sorocaba*, vol. 5, nº 1, Sorocaba, pp. 54-59, 2003. Disponível em https://revistas.pucsp.br/index.php/RFCMS/article/view/122. Acesso em 18-10-2017.

PTCHELINTSEV, Dmitri S. "Use of tiliacora triandra in cosmetics and compositions thereof". Em *Google Patentes*, 8-7-2014. Disponível em https://www.google.ch/patents/US8771758. Acesso em 10-11-2017.

RIBEIRO, Claudio & MITSUKO, T. Ohara. "Cosméticos aceleradores e prolongadores do bronzeado". Em *Cosmetic & Toiletries*, vol. 15, jul-ago. de 2003.

RIBEIRO, Rosy Iára Maciel A. *et al.* "Inibição de metaloproteinases por extratos aquosos de *aloe vera, annona muricata* e chá preto". Em Biosci. J., vol. 26, nº 1, jan.-feb. de 2010. Disponível em http://www.seer.ufu.br/index.php/biosciencejournal/article/viewFile/7243/4703. Acesso em 1-8-2016.

RUBIN, S. H. *et al.* "Panthenol in cosmetics". Em *The Toilet Goods Association*, nº 32. Washington, DC, dez. de 1959.

SAMPAIO, S. A. P. *et al. Dermatologia básica.* 3ª ed. São Paulo: Artes Médicas, 1987.

SHUKLA, M. *et al.* "Bioavailable Constituints/metabolites of Pomegranate". Em *Journal of Inflamation*, 5:9, 2008. Disponível em http://journal-infflamation.com/content/5/1/9. Acesso em 1-8-2016.

SILVA, L. *Atividades biológicas e estruturas secretoras em* A. campestri e Helrysum stoechas, dissertação de mestrado (Lisboa: Departamento de Biologia Vegetal, Seção de Biologia Celular e Biotecnologia Vegetal da Universidade de Lisboa, s.d.). Disponível em http://repositorio.ul.pt/handle/10451/2777. Acesso em 1-8-2016.

SIMION, F. A. "Sensitive Skin: What Is and How to Formulate for It". Em *Cosmetics & Toiletries*, Carol Stream, 109 (2), fev. de 1994.

SIMONNET, J. T. "Lipid Vesicles: Technology and Advances". Em *Cosmetics & Toiletries*, Carol Stream, 109 (7), jul. de 1994.

SP FARMA – Guia de Produtos.

STEINER, Denise. "Melasma". Em *C&T*, vol. 24, maio-jun. de 2012.

TERÀN, Elizabeth. "Extratos vegetais". Apostila. São Paulo: Senac, 1995.

THE MERCH INDEX: an Encyclopedia of Chemicals Drugs and Biologicals. 11ª ed. Rahway: Merck, 1989.

VIEIRA, Fernanda Pires. "Regulação, normas, padrões e nanotoxicidade: 2º ciclo de diálogos de nanotecnologia (ABDI)". Em *ABDI*, nov. de 2015. Disponível em http://www.abdi.com.br/Workshop%20de%20Pesquisas%20Clnicas/Oficina%20de%20Nanotecnologia%20-%20Apresenta%C3%A7%C3%B5es/Fernanda_Anvisa_autorizada.pdf. Acesso em 10-11-2017.

VIGLIOGLIA, P. A. & RUBIN, J. *Cosmiatria II*. Buenos Aires: Americana de Publicaciones, 1989.

Periódicos

Revista Brasileira de Farmacognosia, vol. 19, nº 3, jul.-set. de 2009.

Revista *Cosmetics & Toiletries* (edição em português):

2007 – Vol. 19, números 2 e 6;

2008 – Vol. 20, números 2, 3 e 6;

2009 – Vol. 21, número 1;

2011 – Vol. 23, números 2 e 3;

2014 – Vol. 26, número 2.

Revista de Negócios da Indústria de Beleza, Temática, nº 16, março de 2011.

Sites consultados

www.brasilmedicina.com.br/noticias/pgnoticias_det.asp?Codigo=1134&Areasel

www.quimicaederivados.com.br/revista/

https://www.dermage.com.br/dermage/paginas/estudo-idebenone.pdf

www.alleanzasalute.it/down load -Neurocosmetici e preparati ad azionesensoriale e ilprodott di belezza investe tutto il cervello – Mauro Prevedello.

www.guiadaplastica.com.br – Novidades do 66º Congresso Internacional da Academia Americana de Dermatologia, 2008.

www.in-cosmetics.com/ExhibitorLibrary/5/as_creanatural_web_3.pdf

www.specialchem4cosmetics.com/services/inci/ingredient.aspx?id=5345

http://pt.wikipedia.org/

www.imagemedicinaestetica.com.br

www.abc-cosmetologia.org.br/biblioteca

www.plantamed.com.br/plantaservas/especies/Levisticum_officinale.htm

www.denisesteiner.com.br

www.embrafarma.com.br

www.viafarma.com.br

www.loreal-paris.com.br/artigos/pro-xylane-e-acido-hialuronico.aspx

www.ciencianews.com.br

www.revistadecosmetologia .com/infoco_1.php

www.fitoterapia.net/helichrysumoechas.htm

www.rg-cell.com

www.solabia.com.br/pesquisa_desenvolvimento

http://www.albammuller.com

http://biotecdermo.com.br

www.bv.fapesp.br

www.ncbi.nlm.nih.gov/pubmed/16842595

http://www.pharmaspecial.com.br/media/pdf/guia_cosmetica.pdf

http://www.revistahec.com.br/edição/ficha/id/94/no.84

www.scielo.br/pdf/qn/.v32n3/a05v32n3.pdf

http://sec.spb.org.br/cdrom/30ra/resumos/TO239-1.pdf

http://scielo.br/scielo.php?pid=S1415-27319970002000001&script=sci-arttext

www.linkedin.com/in/dmitri-ptchelintsev

Índice geral

Acne.....145
Água.....87
Alguns exemplos de máscaras.....75
Aminoácidos.....41
Anexo – Outros extratos vegetais.....297
Ativos autobronzeadores (uso cosmético).....170
Ativos que contêm peptídeos.....263
Ativos não oleosos.....135
Ativos não peptídicos utilizados em neurocosméticos.....265
Ativos psoralenos (uso em medicina dermatológica).....172
Ativos sintéticos ou semissintéticos.....139
Bibliografia.....309
Bioativas.....94
Bioativos de origem animal.....135
Bioativos de origem marinha.....131
Bioativos de origem vegetal.....107
Bioquímica.....35
Biotecnologia.....267
Carbono apresenta quatro valências iguais, O.....28
Carbono é tetravalente, O.....27
Carbono forma cadeias, O.....29
Carbono forma ligações múltiplas, O.....28
Carbono liga-se a vários tipos de elementos químicos, O.....29
Classificação de produtos cosméticos.....63
Como utilizar os produtos cosméticos.....67
Conservantes.....93

Corantes, pigmentos e pérolas 95
Cosmética para maquilagem 239
Cosméticos hipoalergênicos e não comedogênicos 176
Cosméticos multifuncionais, nutricosméticos e veganos 249
Desenvolvimento sustentável 273
Discromias 162
Emolientes 92
Envelhecimento cutâneo 179
Enzimas 49
Espessantes 93
Estrutura molecular 91
Evolução cosmética e as novas tecnologias 255
Fabricação e controle de qualidade de produtos cosméticos 81
Fator de proteção solar (FPS) 232
Fatores que afetam a permeação da pele 102
Fatores que influenciam a eficiência dos protetores solares 236
Filtros solares 229
Formas cosméticas para maquilagem 241
Formulação de um produto cosmético 77
Funções orgânicas 31
Genética e a ciência cosmética, A 276
Glicídios 35
Glossário 283
Graus de permeação cutânea em relação aos tipos de pele 105
Hidratação e nutrição 69
Hidratantes 93
Higienização 67
Hipercromias (aumento de pigmentação) 162
Hipocromias (diminuição do pigmento melânico) 169
Inorgânicas 89
Introdução 9
Legislação brasileira e a cosmética, A 9
Lipídios 37
Máscaras faciais 73

Matérias-primas 87
Mecanismo (neurocosméticos) 261
Mecanismo de ação (neuropeptídeos) 263
Melanogênese 231
Nanotecnologia/nanobiotecnologia 255
Neurocosmético 260
Neuropeptídeos 262
Noções de química geral 15
Noções de química orgânica 27
Nota do editor 7
Nutricosméticos 250
Óleos 135
Óleos essenciais e óleos-resinas 126
Oligoelementos 59
Orgânicas 89
Outros ativos especiais 141
Peeling 172
Pele sensível 213
Peptídeos na cosmética 44
Perfumes 94
Permeabilidade cutânea em função da natureza química das substâncias 101
Permeabilidade cutânea 101
Perspectivas de futuro para a ciência cosmética 280
Principais causas 221
Princípios ativos de uso cosmético 107
Princípios ativos mais utilizados no tratamento estético da acne 146
Problemas que afetam a região periorbital 221
Produtos especiais 128
Produtos orgânicos naturais 35
Produtos para maquilagem 241
Propriedades 90
Proteínas 45
Protetores solares 233

Quelantes ou sequestrantes 94
Radiações, As 230
Região periorbital: rugas, olheiras e bolsas de gordura 220
Rosácea (acne-rosácea ou cuperosis) 160
Resumindo: o que se espera de um nanocosmético? 259
Segurança no uso de nanocosméticos 259
Silanóis ou silícios orgânicos 139
Sites consultados 315
Tecnologia verde 275
Tecnologia de cultura de células-tronco vegetais 275
Tensoativas 89
Testes para avaliar formulações 78
Tipos de estrutura em nanocosméticos 257
Tonificação 68
Tratamentos cosméticos 145
Umectantes 92
Vias de penetração 106
Vitaminas 53

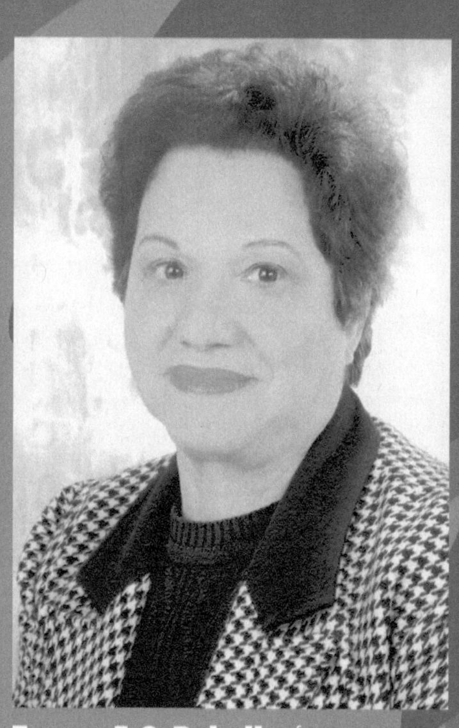

Tereza F. S. Rebello, farmacêutica-bioquímica pela Faculdade de Farmácia e Odontologia da Universidade de São Paulo, é consultora de indústrias farmacêuticas e de cosméticos. Diretora técnica da Methodus Eventos & Consultoria.

www.ingramcontent.com/pod-product-compliance
Lightning Source LLC
LaVergne TN
LVHW101916220826
846093LV00009B/265

* 9 7 8 6 5 5 5 3 6 3 1 0 4 *